ÉLECTRICITÉ MÉDICALE

(REMÈDE UNIVERSEL)

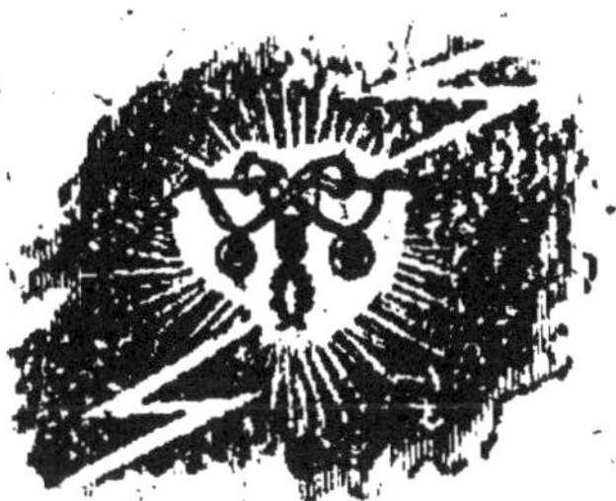

Si l'électricité n'est pas encore dans la famille comme le plus grand protecteur et réparateur de la santé, c'est que l'esprit est confondu devant cet ensemble si extraordinaire d'une immense puissance, alliée à une simplicité d'action et à une innocuité absolues.

Ch. Chardin.

LA SUBLIME ERREUR DE DUCHENNE

Ouvrage de principe synthétique et pratique

PAR

CH. CHARDIN O I

Médaille d'Honneur de la Société d'Encouragement au Bien « pour ses œuvres de propagation ».

Médailles et Diplômes d'Honneur dans les Expositions Internationales.

PARIS

O. BERTHIER ÉDITEUR, 104, Boulevard Saint-Germain

CHEZ L'AUTEUR, 5, rue de Châteaudun

133.99 — Adresse télégraphique : *Céchardin - Paris.*

1903

LA

SUBLIME ERREUR DE DUCHENNE

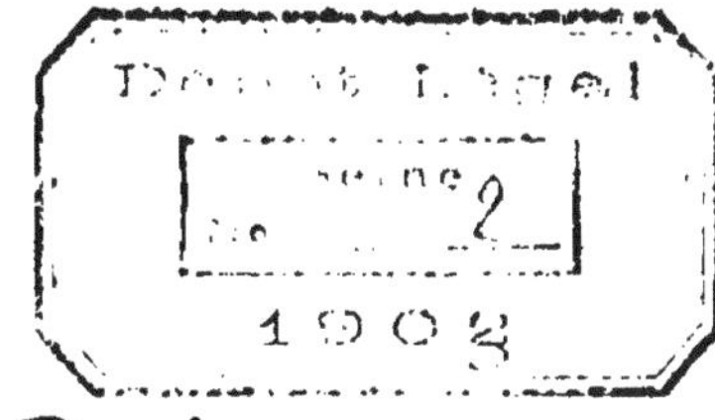

La Sublime Erreur de Duchenne de Boulogne

et les complications pratiques qui en découlent

ERREUR INVOQUÉE JOURNELLEMENT ET AYANT TRAVERSÉ PLUS D'UN DEMI-SIÈCLE SANS ÊTRE REMARQUÉE

CRITIQUE

ayant pour résultat de simplifier la question électrothérapique inutilement compliquée par suite de cette erreur et par l'irréflexion de nos électriciens.

EXPOSÉ DE NOUVEAUX PRINCIPES

CLASSIFICATION DES COURANTS ÉLECTRIQUES

ET DÉTERMINATION EXACTE DE LEUR ROLE

CHOIX DES APPAREILS UTILES

Détermination du rôle exact des électrodes et élimination de ceux inutiles.
Critique de nos électriciens toujours exagérés et confus à cet égard.

TABLEAU DE 400 AFFECTIONS DIVERSES

justiciables de l'électricité, avec indication du Courant qui leur convient et du résultat que l'on peut en attendre
Il permet au médecin d'avoir une opinion définitive immédiate.

CONSEILS PRATIQUES

aux Chirurgiens, Médecins et spécialistes dans leurs rapports avec l'électricité.

PARIS
IMPRIMERIE ADOLPHE REIFF
3, RUE DU FOUR, 3

1903

Courant d'induction
(Un dispositif d'induction généralisée
(Type le plus complet et le plus luxueux).

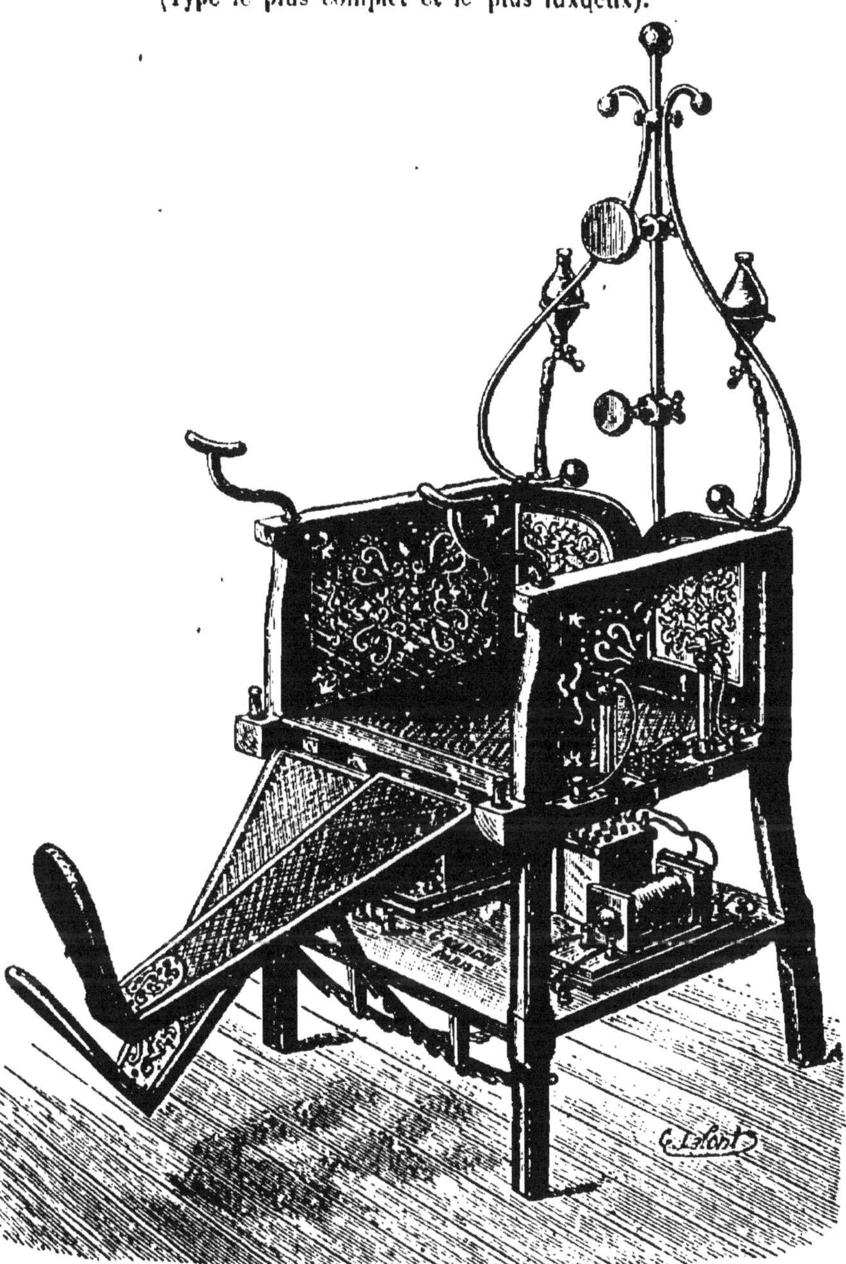

Fig. 77. — Pouvant servir également comme appareil d'induction
de cabinet en dehors du fauteuil.

PRÉFACE

Commenter *Duchenne*, me dit-on. Pourquoi ? *Duchenne* est bien démodé... Démodé, allons-donc ! Lisez les derniers ouvrages parus : *Bordier* se déclare émule de *Duchenne* ; *Larra* recommande à chaque pas sa localisation des courants (1). Le plus grand nombre utilise ses principes avec la plus entière conviction.

D'ailleurs, qu'a t-on fait depuis *Duchenne* ? Des appareils ! oh oui, c'est une véritable pléthore, mais a-t-on fait faire un seul pas à la théorie !

S'il était sorti quelque chose d'original, de personnel des cerveaux de nos électriciens, l'électricien n'aurait plus de raison d'être, l'électricité serait comprise de tous et le médecin en jouerait comme il joue de la pilule, même plus facilement, l'action électrique étant immédiate, sans intermédiaire.

Donc *Duchenne* est encore celui de tous les électriciens qui a donné un travail vraiment original, et si l'on trouve à le critiquer, ce n'est que dans un point où il a abandonné sa logique, par fatalité, par orgueil peut-être, mais la généralité de ses observations est vraiment impeccable.

(1) Que ce mot s'applique à l'électro diagnostic ou à la thérapeutique proprement dite, il est impropre, comme nous le démontrerons.

Il est superflu, inutile d'analyser les travaux modernes. Chaque principe, chaque traitement conduit à de telles contradictions que l'on serait vraiment étonné de trouver un esprit assez simple pour les commenter.

Pourquoi des électriciens? Quelle différence fait-on donc entre la médecine électrique et la médecine des poisons, par exemple? La première est plus simple, moins dangereuse, incomparablement. Cela ne fait doute pour personne. Alors pourquoi n'existe-il pas de spécialistes en substances dangereuses?

Ah! c'est qu'en électricité, il y a l'appareil! L'appareil! c'est vrai, je n'y pensais plus! Songez-donc une machine dont on donne des spécimens à des enfants de cinq ans: bobines et tubes de Geisler, télégraphes, sonneries, etc. La maman achète cela sans arrière-pensée; le dispositif est mauvais, la pile souvent dangereuse, la bobine capable de malices désagréables, redoutables même, si l'on veut en croire *Duchenne de Boulogne* (1).

Mais quand ce principe est devenu bobine médicale, c'est-à-dire à l'abri de toute méprise, commode, sans danger. Oh alors, ce n'est plus de la prudence que suggère l'appareil, c'est du délire! C'est un instrument complexe qui peut bouleverser l'organisme! et vous voyez des gens qui, pour deux sous s'é-

(1) *Duchenne* prétend en effet, que l'application d'un courant trop puissant peut amener des troubles généraux. Peut-être, mais alors, avec des appareils qui, par leurs proportions et leurs prix, ne sortent pas du cabinet du spécialiste ou du laboratoire. Si l'électricité présentait un danger, il y a longtemps qu'elle serait abandonnée; aucun agent n'a été employé d'une façon aussi intempestive, actuellement surtout.

lectrisent à ces appareils barbares souillant le coin des rues ou la porte des pharmaciens et qui répugnent à ressentir le courant d'un appareil médical.

Le médecin y est bien pour quelque chose, en n'acceptant l'électricité qu'à son corps défendant, souvent par la raison qu'il n'en possède pas ou imparfaitement les principes, et alors, parmi les prétextes qu'il invoque, le danger de son emploi vient jouer un rôle important, d'autant plus injustement qu'il ne peut que le supposer (1).

Les malades ne pouvant invoquer ces raisons, en trouvent facilement dans leur pusillanimité !

Duchenne de Boulogne est d'une prolixité rebutante. Peut-il en être autrement? Non, sans doute; son principe n'étant pas exact, chaque idée nouvelle est en même temps une critique du principe ancien et devient à son tour un principe nouveau. Une idée bien équilibrée, un principe bien étudié doit répondre à toutes les applications de l'élément en jeu. Toute chose compliquée est taxée d'avance. Pratiquement et théoriquement, la simplicité est une preuve de perfection (1)!

(1) Depuis 20 ans que l'électricité est ma seule occupation, je ne me rappelle pas avoir réussi à faire essayer un courant d'induction à un docteur. C'est irritant, c'est énervant, prétend-il. Il l'ordonne, à la rigueur, mais ne voudrait pas le pratiquer. Et cependant il a certainement touché dans sa jeunesse à l'électricité... Et si dans une application, le courant dérive et passe dans ses doigts, sa surprise, sa terreur est telle que le sujet perd sa bonne contenance. Devrait-il en être ainsi ? Il y a là, évidemment une raison probante pour expliquer l'antipathie du médecin pour l'électricité. Non seulement il la connaît peu, mais encore il en redoute les effets. Il est difficile d'exiger de lui qu'il l'ordonne volontiers. Signaler le fait sera suffisant sans doute pour le supprimer.

(2) Il serait intéressant que nos auteurs prissent la peine de faire

Un exemple : j'ai fait un *Précis d'électricité* en collaboration. Mes idées étaient déjà nettes, mais manquaient de la cohésion nécessaire. Je voyais bien les erreurs de mon entourage : quand j'interrogeais des électriciens spécialistes (1) sur des cas spéciaux, je voyais bien leur embarras, leur insuffisance. Poussant la taquinerie un peu loin, je leur tendais des pièges auxquels ils se laissaient prendre avec une naïveté touchante et bien caractéristique. J'étais donc convaincu. Mais, depuis ce temps, avec les études analytiques que je me suis imposées, mon opinion est faite et sûre, et je puis dire que ce même *Précis*, contenant trois cents pages de traitements, pourrait parfaitement tenir dans deux cents lignes.

J'ai pris chaque traitement en effet; j'ai examiné s'il pouvait s'adapter à l'un de mes principes généraux; je suis donc convaincu de la perfection de ma théorie par son adaptation parfaite à tous les phénomènes connus !

rayonner leurs principes, c'est-à-dire de rendre possible le rapprochement entre le diagnostic et les principes physiques et thérapeutiques de leur application. Si la partie physique n'est pas écrite par un étranger à l'art médical, elle est copiée dans des ouvrages abstraits, de sorte qu'aucune coordonnance n'est possible dans la suite. C'est d'un effet pitoyable.

(1) J'entends par spécialistes des esprits qui savent et discutent. Il ne faut pas, en effet, se méprendre et croire très savant un opérateur qui manipule facilement ses appareils, qui jongle avec les expressions techniques et fait pirouetter les volts, les ampères, les watts! Cela est de la mémoire et de l'exercice et souvent un voile sur une ignorance complète de la question, aujourd'hui surtout où les appareils aux effets suggestifs sont compliqués à dessein pour tromper l'opinion. J'en connais et des maisons passant pour sérieuses, dans lesquels chaque bouton fait marcher quatre manettes! C'est laid, ridicule et enfantin, mais cela frappe les esprits primitifs

Voilà ce que l'analyse de *Duchenne* a produit, et la raison pour laquelle je publie cette étude. Je veux convaincre mes contemporains par des faits, de la simplicité merveilleuse des théories électriques et de la supériorité incomparable des traitements par l'électricité sur tous les autres!

Nota. — Certaines personnes veulent voir dans mes critiques de principes, une attaque d'une certaine partie du corps médical. Quel serait mon intérêt? Est-ce à dire que le médecin est invulnérable? Je le sais trop intelligent pour avoir cette absurde prétention. Ce que je fais pour les autres, je voudrais le voir faire pour moi-même; d'ailleurs, il s'est écrit et fait en électricité médicale de telles extravagances que les praticiens de l'avenir se refuseraient à les croire, si le nom de l'auteur ne leur en garantissait l'origine et l'existence. N'avons-nous pas vu un électricien de réputation, avec « une pile sans action chimique », faisant en même temps un épouvantail des escharres, quand, pour les éviter, il suffit de déplacer un objet de quelques centimètres! Un autre, et des plus jeunes, confond l'action chimique des pôles (c'est la seule chose vraiment caractéristique du courant électrique, et la plus palpable).

Un autre fait de l'épilation en rendant un poil conducteur jusqu'au bulbe, alors qu'aucun liquide ne peut pénétrer dans un canal pileux : il arrache au lieu d'épiler. Rien que cela!

Un autre et avec lui son fabricant protégé, conseillé par des professeurs et ingénieurs, publie le « couple galvanique, » c'est-à-dire l'action de deux corps placés sur la peau et réunis par un fil, confondant l'action chimique productrice du courant et l'action chimique électrique résultant de cette pile locale.

Chardin le recommande lui-même et comme les autres tombe dans la même faute, sans rencontrer une seule voix qui s'élève contre ces erreurs matérielles. (1)

C'est qu'en électricité on est habitué à tout accepter parce que l'on craint d'avance de ne pas pouvoir comprendre.

Quand le Docteur précité aura passé quelques heures à expliquer l'action de ce « couple galvanique, » car il l'expliquera comme il a expliqué pendant 10 ans (2) l'action différente des pôles dans une application électrique, comment veut-on que son élève puisse comprendre, ce qu'il ne conçoit pas lui-même ?

Je vois des médecins qui prétendent s'assimiler *Duchenne*, *Bordier*, *Lucas*, etc., quand le plus grand nombre déclare son incompétence — et à ceux qui comprennent je dirai alors : comment pouvez-vous laisser passer, sans protester, des erreurs comme celles que je signale ? Comment pouvez-vous admettre ces histoires extravagantes qui s'intitulent du nom prétentieux « d'Observations, » quand elles ne sont que le récit des détails d'application que le vulgaire pourrait faire tout aussi bien que le médecin, avec la tranquillité parfaite que peut laisser cet inconnu insaisissable, échappant à tous chiffres, à tout mérite particulier, qu'est le malade !

On lit mais on ne commente pas ! Voilà la maladie de notre époque et l'éclosion de ces fœtus sans destinée qui forment le substratum de la littérature électrothérapeutique actuelle !

(1) Je démontre que la réunion de deux métaux ferme tout circuit, arrête toute action, que ces métaux soient soudés ou réunis par un fil.

(2) Le Docteur *Tripier* annonce ne pas reconnaître l'action différente des pôles (courant ascendant, courant descendant) après dix années au moins pendant lesquelles j'énonce mes doutes sur l'importance de la direction des courants. Beaucoup d'électriciens conservent ce principe sans jamais l'expliquer.

Appareil de Duchenne de Boulogne
courant volta-faradique.

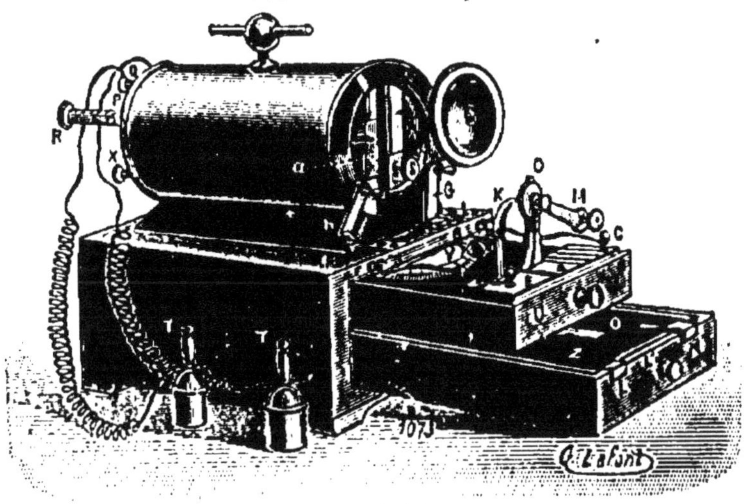

Fig. 1073

Cet appareil fonctionnait généralement avec une pile au bi-sulfate de mercure. Il donna naissance aux appareils improprement nommés « Trousses de poche », qui conservèrent d'ailleurs du système tous ses inconvénients pratiques.

DUCHENNE DE BOULOGNE

CRITIQUE

Longtemps avant d'avoir lu *Duchenne* (ce que je n'ai fait que pendant ces derniers mois et encore incomplètement), j'avais pensé que les complications où il nous entraîne, devaient être le résultat d'une mauvaise interprétation d'une bonne et sincère pensée, sans doute, et j'écrivais mon intention de publier le fruit de mes futures observations dans un petit volume que j'aurais appelé : « Les sublimes erreurs de Duchenne. » C'était, j'avoue, un peu imprudent, mais je voyais si bien *Duchenne* promoteur des fausses théories que je surprenais dans les ouvrages de ses successeurs !

Au bout de quelques lignes, je rencontrais heureusement sa prétention exorbitante : la « localisation de courant » ; le reste ne me servit plus qu'à admirer son énergique travail, à constater ses contradictions, ses incertitudes, tout cela constituant la caractéristique de tous les travaux mal équilibrés.

Et je fus satisfait de mon titre « Sublime » ; *Duchenne* l'est, en effet, par ce formidable travail, et ses erreurs ne consistent pour moi que dans l'application à la thérapeutique, au traitement des maladies, d'un principe qu'il devait conserver pour l'électro diagnostic et à ce point de vue, je me demande si le Dr *Bordier* a bien lu et bien compris *Duchenne* quand il n'accorde qu'une confiance limitée à l'électro-diagnostic. *Duchenne* est cependant terriblement explicite. Pour nous, l'électro-diagnostic nous est indifférent ; nos principes étant : « que le courant électrique peut toujours être « impunément employé comme nous le disons dans la der- « nière partie du travail » : toute recherche, tout diagnostic révélateur nous paraît donc inutile.

Lire bien *Duchenne*, c'est-à-dire le comprendre me paraît un travail impossible actuellement. S'il nous fallait écrire ainsi, nous disait un auteur moderne, jamais on ne nous lirait ! Il y a, en effet, pour se pénétrer de tous ces faits intéressants la vie d'un homme ou d'un savant inoccupé, ce qui n'est pas le fait de nos électriciens devenus des directeurs d'usines d'électricité.

Mais ce que j'ajoutais mentalement, c'est que les livres modernes au rebours de ceux de *Duchenne*, sont entr'ouverts et jetés au loin, parce que, en les lisant, on constate qu'ils sont fatalement vides de faits et de sens ; ce sont des feuillets assemblés pour des éditeurs qui n'en trouvent jamais assez et quand la lecture est terminée on se demande invariablement de combien l'esprit s'est enrichi !

Duchenne sera toujours lu, parce que chaque mot porte,

Appareils (trousse de poche)
au bi-sulfate de mercure.

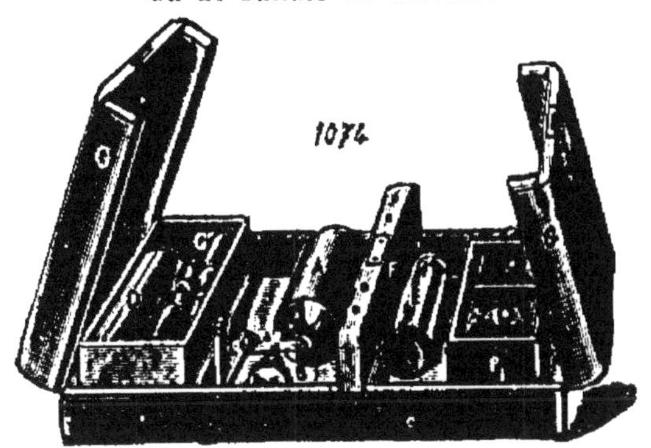

Fig. 1074

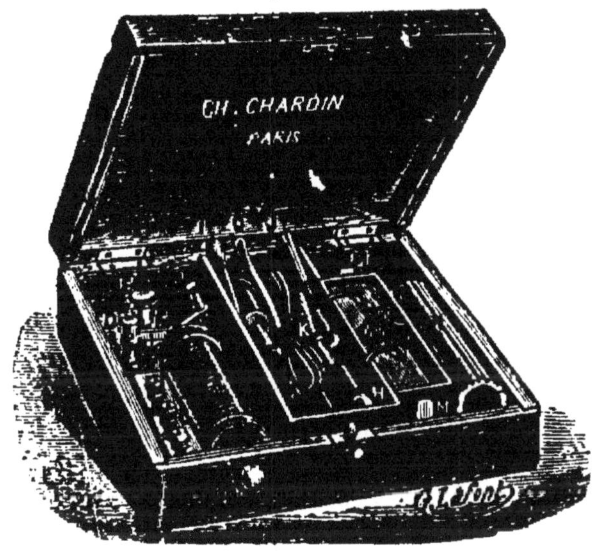

Fig. 3.

Ces appareils, conséquence de l'appareil de *Duchenne* de Boulogne furent les véritables ennemis de l'électricité. Leur fonctionnement délicat, leur mise en œuvre constante, leur nettoyage illusoire qui fait que les poches qui reçoivent l'appareil et l'appareil lui-même sont de véritables cloaques de mercure, rebutèrent un grand nombre de praticiens.

Ces appareils ne peuvent être employés que par des ignorants des choses existantes.

chaque observation est la suite d'un travail mental considérable. Non seulement *Duchenne* était un Penseur, mais il eut la bonne fortune de ne pas voir la question dans sa grande simplicité et il eut toujours l'espoir d'arriver à une solution plus simple, plus compréhensible afin de s'imposer aux médecins futurs. Il espérait que l'avenir laisserait dans les études médicales une bonne place à l'électricité, dont il faisait déjà le principal agent thérapeutique, sans songer à l'esprit d'école qui se transmet fatalement, et qui lui imposerait la triste obligation de constater que cette question était aussi négligée de son temps qu'elle l'est actuellement et que tous ses efforts encore qualifiés comme ils le méritent, perdraient chaque jour de leur valeur par la force d'inertie et le bouleversement de toutes les classes de la société par le struggle for life devenu le but de toutes les intelligences.

C'est à ce point que l'ouvrage de *Duchenne* est rare dans la bibliothèque du médecin ; j'ai dû recourir au docteur *Bonnefin* contemporain de *Duchenne*, pour avoir la collection de ses œuvres.

Combien parmi nos électriciens actuels ont lu *Duchenne* ? On constate dans leurs travaux incomplets et mal étudiés, qu'ils ne l'ont même pas consulté. (1)

Ainsi la « galvanisation des organes des sens », est une œuvre complète. Quelle recherche de détails, de coïncidences, d'exagérations. Si nous demandions à tous nos spécialistes s'ils se sont jamais inspiré de tous ces éléments, nous ne doutons pas de la réponse !

Quel est donc la spécialité qui a appliqué ce principe ?...

(1) Dans une galvanisation du larynx, Duchenne exécute un véritable tour de force topographique et instrumental. Combien trouverions-nous de spécialistes pouvant l'imiter. D'ailleurs l'application de mes principes que l'on emploie sans s'en douter, dispense de toutes ces pratiques extraordinaires qui sont toujours la conséquence de la fausse théorie de la « localisation. »

Or, *Duchenne* prétend démontrer qu'en dehors de cette manière de procéder il n'y a que confusion et danger.

Duchenne parodiant *La Fontaine* devait se dire : On ne doit pas mourir quand on a tant d'esprit ! car il n'admettait certainement pas qu'il n'y eut qu'indifférence chez ses contemporains.

. . . .

Quant à nos médecins ordinaires, qu'ils se gardent bien de la lecture de *Duchenne*, ils seraient pour toujours perdus pour l'électricité. On ne peut, en ouvrant ce volume, en étudiant quelques observations, avoir l'idée d'arriver jamais a pratiquer convenablement une application d'électricité.

Et quand il faudra constater que *Remack*, pour les courants continus, est au moins aussi prolixe, on conclura qu'un bénédictin seul, pourrait prétendre à connaître cette question.

Quand nous entendons vanter *Duchenne*, quand nous voyons cette ardeur à le monter au pinacle, soyons certains que ses admirateurs jugent de confiance et qu'ils seraient bien incapables d'expliquer leur enthousiasme.

Heureux dans l'espèce que ce sentiment ne se trouve pas déplacé en s'appliquant à *Duchenne* ; nous sommes les premiers à nous incliner devant cet homme dont le plus grand mérite, à notre avis, est d'avoir fait connaître l'électricité, de l'avoir imposée aux indifférents, aux ennemis même et d'avoir doté notre génération de l'élément thérapeutique le plus intéressant dans le présent et dans l'avenir.

Duchenne, comme nos auteurs modernes, ne prend jamais les questions à leur point d'origine. Je soigne un muscle (1), dit-il, et à partir de ce moment il est certainement très inté-

(1) Il n'explique pas davantage certaines réflexions intéressantes. Il parle du peu d'action chimique des courants d'induction ; il était urgent d'ajouter :

A. Que la source d'électricité était au maximum de deux éléments et que le fil inducteur seul pouvait en accuser l'action.

ressant, mais s'il avait d'abord établi ce qui constituait l'infériorité de ce muscle, et pourquoi il l'électrisait, il serait arrivé à trouver peut être le point faible de son principe, la raison de sa partialité et, avec son sens pratique d'observation, il aurait compris l'intérêt qu'il y avait de placer son nom à la fin d'une œuvre moins étendue. Il n'aurait pas avancé ce fait inexact que les viscères étaient insensibles au courant électrique, car en se posant les diverses questions nécessaires, il serait arrivé à conclure que son courant seul était fautif dans ce cas.

Le temps s'est chargé d'ailleurs de la démonstration par les succès journaliers du lavement électrique, du traitement des diarrhées infantiles qui dénotent une action de l'électricité là comme ailleurs !

Il aurait été amené à séparer le diagnostic de la thérapeutique. Peut être cette dernière partie se serait-elle montrée bien ingrate dans l'application de ses principes, mais il avait quelques chances d'être amené à les modifier et de ce chef, faire une œuvre complète et une œuvre plus utile (1).

Mais alors *Duchenne* n'existerait peut-être pas ! Son œuvre simplifiée comme je l'entends, comme je veux l'exposer, lui aurait paru insuffisante. Son esprit d'école, habitué à des complications sans fin et sans raison, porté à comparer le mort au vivant, l'animal à l'humanité, à multiplier ainsi les difficultés aurait trouvé cette tâche indigne de lui.

Car enfin, *Duchenne* est au fond un orgueilleux, se consi-

B. Que le fil induit la réduisait par sa résistance dans les appareils à graduation ;

C. Que dans les appareils à bobines mobiles ou indépendantes, il n'en pouvait exister, le courant ayant lieu par influence.

(1) Un élève de province me racontait que le professeur, en faisant l'installation d'un cabinet d'électricité, avait émis la prétention de faire un tableau mural des idées de *Duchenne* et qu'il avait trouvé cette œuvre au-dessus de ses forces. Je mets au défi, en effet, de la résumer... Ce serait d'ailleurs la perdre !

dérant comme un chef d'école, d'ailleurs admiré, adulé par un certain nombre (bien petit il est vrai) de ses contemporains bien marquants et fatalement disposé à dire des autres : s'ils me discutent et me critiquent, c'est que j'en vaux la peine ! Est-ce donc excessif ? Non certes, et quand j'ai rencontré dans ses écrits, des pensées qui me rappelaient cette observation, je ne les ai jamais discutées, le mérite de *Duchenne* étant à mes yeux de premier ordre.

Duchenne eut le grand tort de ne s'occuper que du courant d'induction. Mais pouvait-il en être autrement ! La question prise à faux, basée sur un mauvais principe, lui donnait une telle occupation que tout pour lui, était résumé dans le courant d'induction.

L'Allemand presque heureusement veillait, et sous le seul prétexte de ne pas faire comme *Duchenne* dont il enviait la gloire naissante et dont il prévoyait l'avenir enguirlandé, l'allemand jaloux se présentait dans nos hôpitaux avec le courant continu et *Remak* faisait ses grandes démonstrations en s'appuyant sur les principes de *Duchenne* et profitant, comme toujours d'ailleurs de nos travaux antérieurs.

Si *Duchenne* avait pu étudier le courant continu, comme il avait fait de l'induction, il se serait convaincu que le courant normal, le seul courant intéressant, est le courant continu, au point de vue du Traitement ; il nous aurait donné une œuvre claire et limpide qui fermait pour toujours la porte aux prétentions de nos ennemis.

Le hasard en décidait autrement ; *Duchenne* admet que nos organes sont doués d'une puissance électrique et je m'étonne qu'il ne pense pas à expliquer pourquoi, en utilisant l'électricité, il a l'intention de régénérer les organes qui n'en seraient plus saturés.

Car enfin, s'il n'a pas cette intention, pourquoi utiliser l'électricité ? Pourquoi ne pas employer la force dans ses diverses modalités : depuis le simple toucher jusqu'au coup brutal suivant le cas observé.

Appareils de Legendre et Morin
modifiés par Chardin.

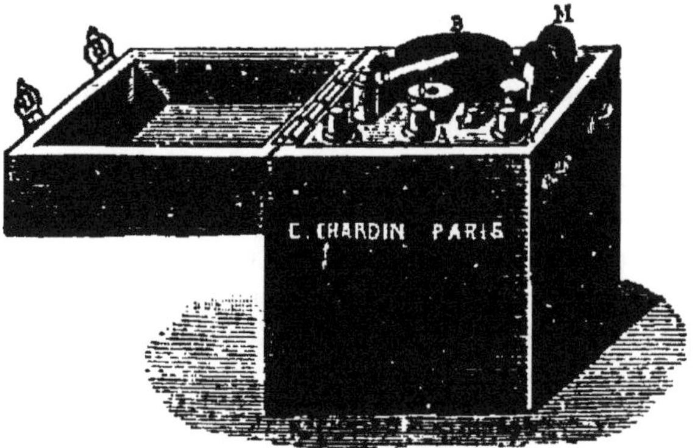

Fig. 23

Ce modèle à « acide nitrique » fut vraiment le premier modèle sérieux des appareils portatifs. La pile très incommode à cause de ses émanations, présentait un caractère de fonctionnement exceptionnel, et la bobine est encore aujourd'hui cependant la plus parfaite.

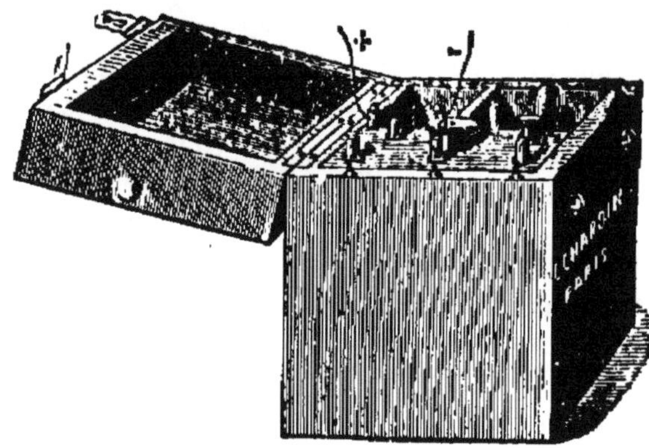

Fig. 28

Modèle adopté par une Commission spéciale pour le service de tous les Hôpitaux de l'Assistance Publique en 1875. Actuellement encore c'est le modèle le plus robuste et nos services publics sont souvent heureux de son concours.

Ce modèle fonctionnait avec une pile indépendante.

Pourquoi l'électricité ?

Si en effet *Duchenne* s'était posé cette question, avant sa première application, l'avenir pouvait être complètement différent.

L'électricité considérée ouvertement, sincèrement, dans sa simple action de régénération, amenait *Duchenne* à se demander pourquoi il faisait danser un muscle malade pour lui rendre sa vitalité normale, pourquoi il employait à tort et à travers, des intermittences vives ou lentes, des courants puissants et faibles. Certes *Duchenne* parait toujours expliquer l'emploi de ces courants, mais il est facile de remarquer que ses explications ne reposent que sur l'empirisme, et c'est ainsi que l'on peut expliquer les accidents qu'il avoue dans certains cas.

Duchenne se serait dit : la cure électrique doit être pour le malade ce qu'est la cure d'air : c'est un régénérateur général qui agit par effets multiples. Comment procède-t-on dans ces ces cures d'air ! Le malade confortablement installé est mis à même l'air régénérateur et tous les symptômes d'une excitation trop vive sont évités avec soin. C'est sa sensibilité qui sert de régulateur ! Pourquoi procéder autrement avec l'électricité dont l'action est bien plus directe et plus énergique ?

Duchenne a été entraîné (il était presque impossible qu'il en fût autrement), par le côté plaisant de ses applications d'induction. Après s'être donné satisfaction à lui-même, à son malade qui aime toujours à constater les effets de son traitement, après s'être complu dans l'extase de ses contemporains, admirant le jeu des muscles sous ses délicates applications, *Duchenne* a remarqué que ces mêmes muscles s'amélioraient et il ne lui restait plus qu'à établir une méthode complète. Là fut son erreur ; comme je le démontrerai plus loin. Entraîné par son idée, étourdi par son succès, leurré par des guérisons extraordinaires, il ne prit plus la peine de rien discuter (1) et

(1) Il vient nous dire : Qu'il faut que les intermittences soient ré lées avec une sévère attention, » Ne sont-ce pas des mots vides

Mes piles en porcelaine au début.

Bobine de Morin.

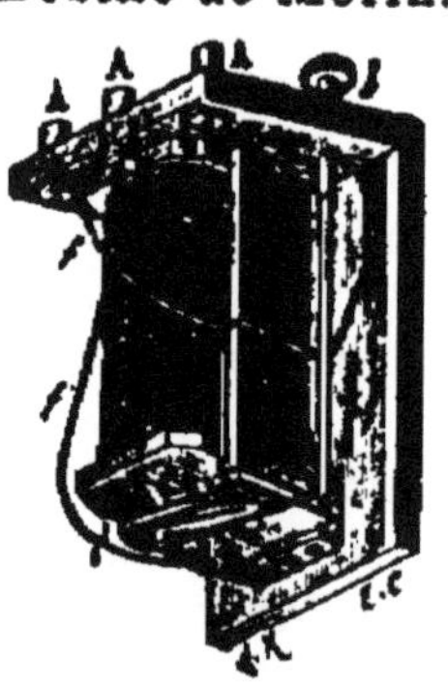

Fig. 355

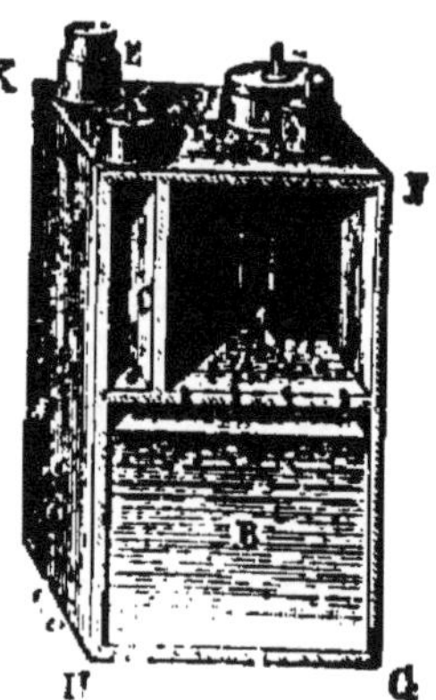

Fig. 8..

Cette pile qui devait révolutionner la médecine électrique sert de base actuellement à une foule de systèmes français et étrangers : elle est connue dans le monde entier.

C'est la pile classique.

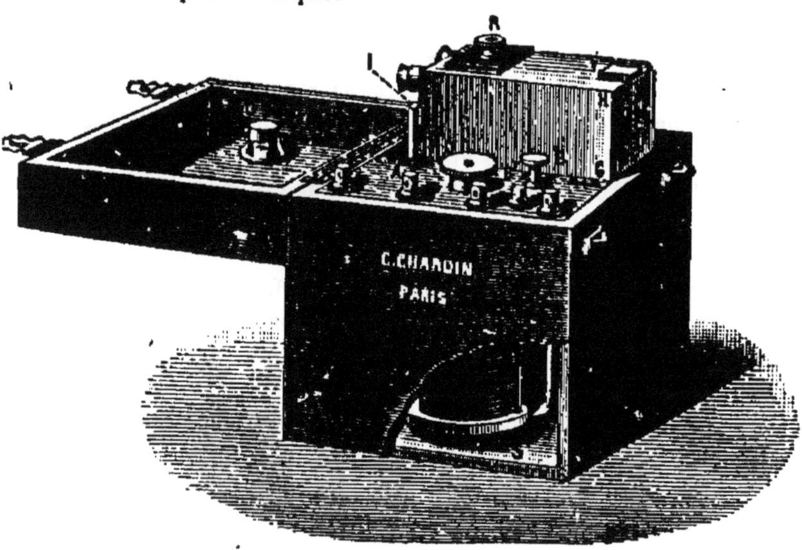

Fig. 22

Ce modèle représente l'appareil *Legendre et Morin* avec la nouvelle pile en porcelaine en marche.

je suis bien convaincu de sa grande surprise s'il pouvait voir aujourd'hui combien petite est la place réservée à l'induction dans la thérapeutique moderne : son chagrin pourrait être atténué, il est vrai, en constatant que pas un de nos maîtres ne pourrait lui donner de raisons plausibles de ses préférences, et il aurait enfin la pénible impression, que le tam-tam et le savoir faire ont remplacé les grandes théories longuement étudiées, les principes que pendant toute une vie il chercha à expliquer. Il verrait les courants continus exagérés d'*Apostoli*, les courants sinusoïdaux de d'*Arsonval*, la haute fréquence, des flots ineptes d'électricité se disputer le corps humain, sans raison, sans idées plausibles; il assisterait à leur apothéose, par le fait d'hommes irréfléchis, blasés sur les soufflets de l'avenir, et à leur chûte immédiate, terrible, comme de toute chose qui ne porte pas en elle l'équilibre nécessaire. Il verrait certains électriciens donner pour un seul cas, trois courants différents pendant un temps variable bien entendu, et quand il leur demanderait pourquoi, l'auteur lui répondrait sans doute; « j'ai connu un médecin qui faisait ainsi et qui s'en trouvait bien »... et il aurait encore une occasion de se retirer fièrement, heureux de voir que notre génération loin de le rejeter dans l'ombre ne vient même pas à sa cheville !

Ainsi donc *Duchenne* nous présente une méthode d'électro-diagnostic et de traitement, sans nous expliquer qu'elle peut être l'influence des courants électriques. Il essaie en vain de séparer ces deux principes, il ne le peut; sa théorie ne le veut pas. D'ailleurs n'employant qu'un seul genre de courant, il ne peut faire varier les effets thérapeutiques (1). Il donne des

de sens ? Comment estimer ces intermittences consécutives à une sévère attention. Pourquoi ces intermittences. Pourquoi cette sévère attention ? Hélas ce ne sont que des mots.

(1) La commission nommée vers 1870 pour donner son opinion sur les travaux de *Duchenne*, concluait, dans la personne de son Président : que tous les courants sont bons mais que l'induction est le plus simple. C'est ma théorie ! Rien de nouveau, on le voit,

noms divers à ses résultats, mais l'action n'en est pas moins identique.

Nous retenons seulement, comme point capital, que *Duchenne* admet l'électricité originelle, et nous concluons, suivant nos principes personnels et en cherchant à compléter *Duchenne*, que l'organe malade demande simplement à recevoir un fluide équivalent, d'où son accueil au courant électrique, d'où enfin l'emploi de l'électricité ; *Duchenne* nous devait des explications qu'il a omises, que nous sommes heureux de donner et dont nous retrouverons l'importance dans le cours de ce travail. Nous voulons simplifier ces questions, mais nous le voulons par des raisonnements sérieux, par des faits qui établissent l'électricité médicale d'une façon définitive dans l'esprit de nos contemporains.

sous le soleil, mais elle prétendait que les intermittences rapides, rendent le courant presque continu. C'était alors une grave erreur et on voit là l'influence de *Duchenne* essayant de sauver sa méthode, car le rapport est tel que son auteur ne peut être capable d'une telle erreur, le rapport dit encore que les courants d'induction sont préférables quand il faut agir avec une grande intensité sans produire de désorganisation, mais comme toujours il ne dit pas quand et pourquoi doivent intervenir ces courants bizarres et saugrenus que l'on devrait prohiber.

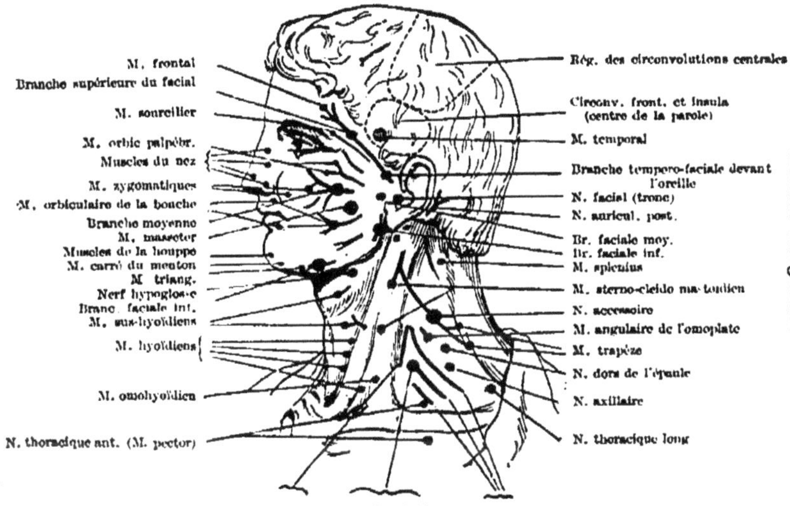

M. frontal
Branche supérieure du facial
M. sourcilier
M. orbic palpébr.
Muscles du nez
M. zygomatiques
M. orbiculaire de la bouche
Branche moyenne
M. masseter
Muscles de la houppe
M. carré du menton
M. triang.
Nerf hypoglosse
Branc. faciale inf.
M. sus-hyoïdiens
M. hyoïdiens
M. omohyoïdien
N. thoracique ant. (M. pector)

Rég. des circonvolutions centrales
Circonv. front. et insula (centre de la parole)
M. temporal
Branche tempero-faciale devant l'oreille
N. facial (tronc)
N. auricul. post.
Br. faciale moy.
Br. faciale inf.
M. splenius
M. sterno-cleido mastoïdien
N. accessoire
M. angulaire de l'omoplate
M. trapèze
N. dors de l'épaule
N. axillaire
N. thoracique long

Fig. 371

Extrait de mon *Précis d'Électricité médicale*.
Électro-Diagnostic.

Extrait de mon *Précis d'Électricité médicale.*

Électro-Diagnostic.

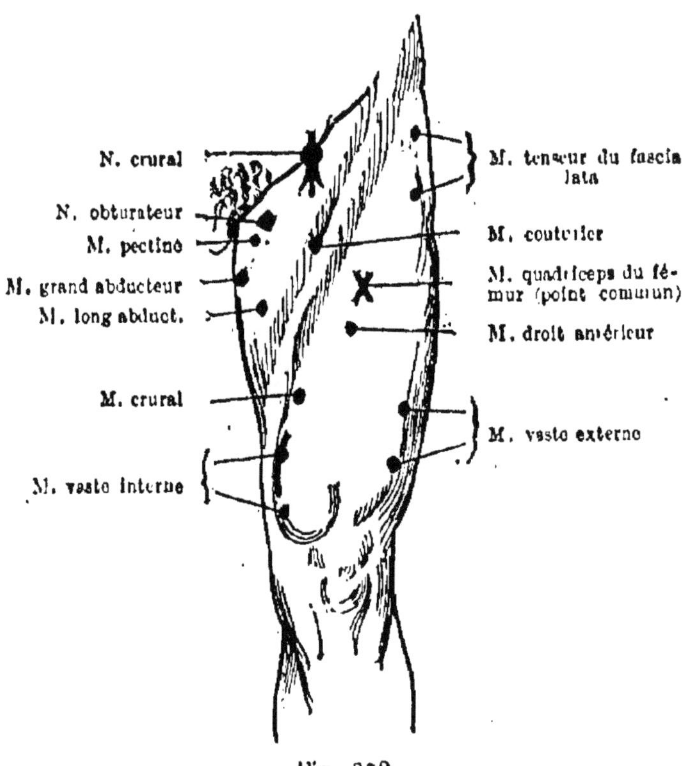

Fig. 373

Extrait de mon *Précis d'Électricité médicale.*

Électro-Diagnostic.

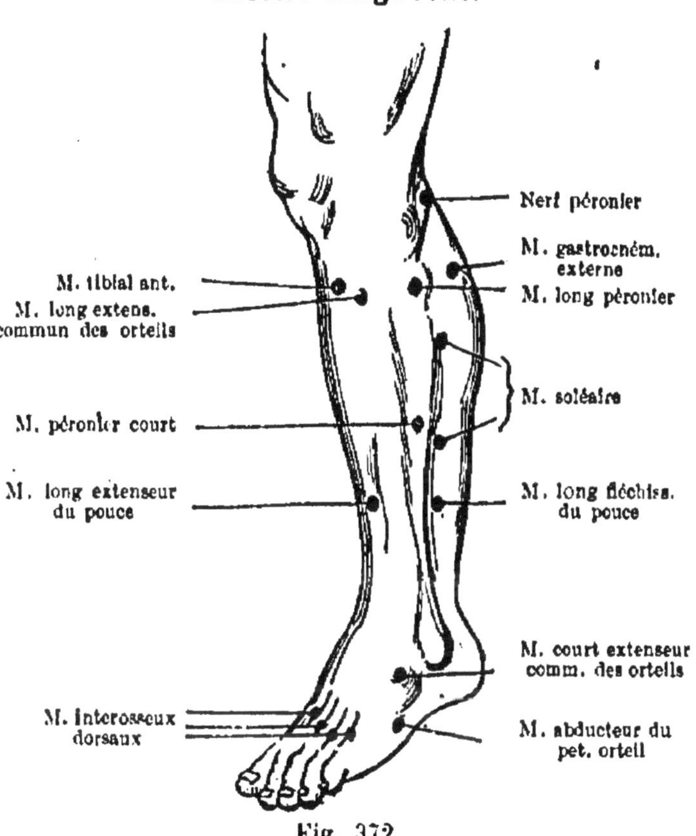

Fig. 372

Extrait de mon *Précis d'Électricité médicale.*

Électro-Diagnostic.

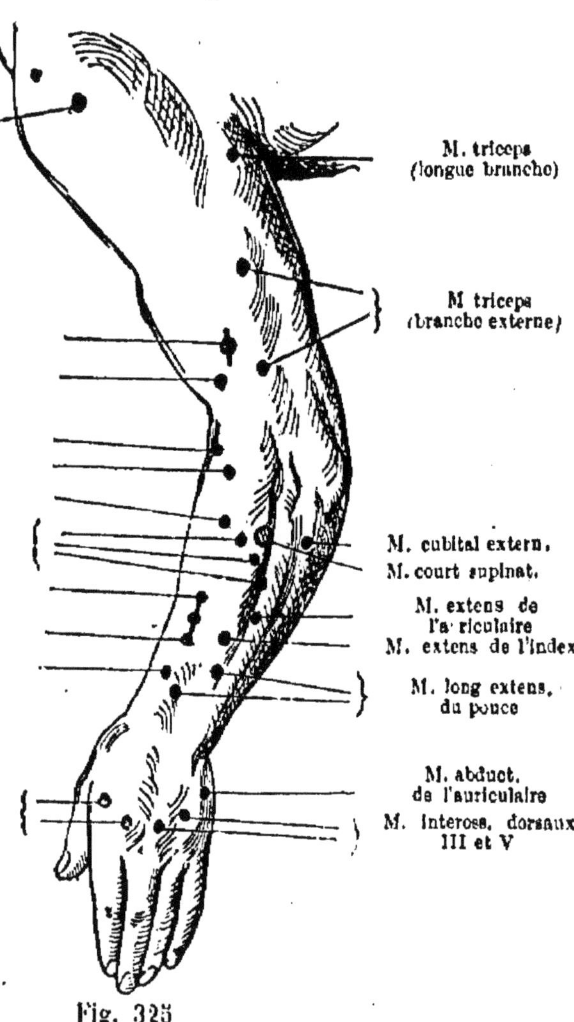

Fig. 325

Extrait de mon *Précis d'Électricité médicale.*

Électro-Diagnostic.

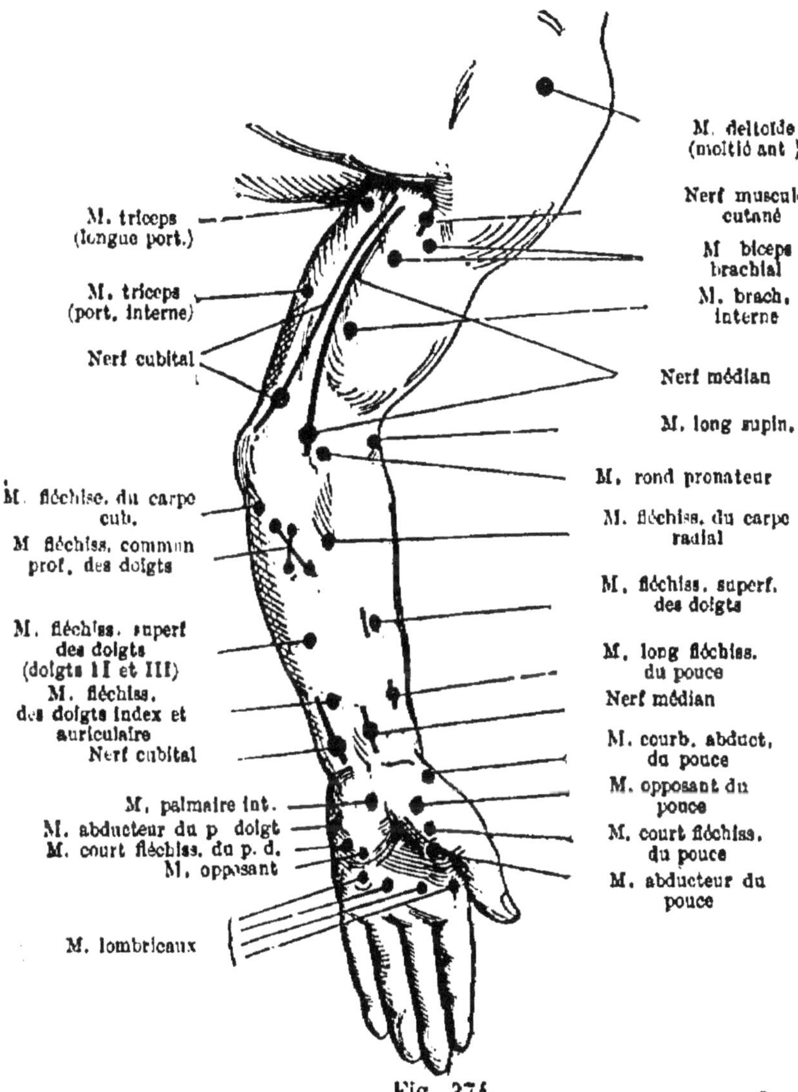

Fig. 374

Extrait de mon *Précis d'Électricité médicale.*

Électro-Diagnostic.

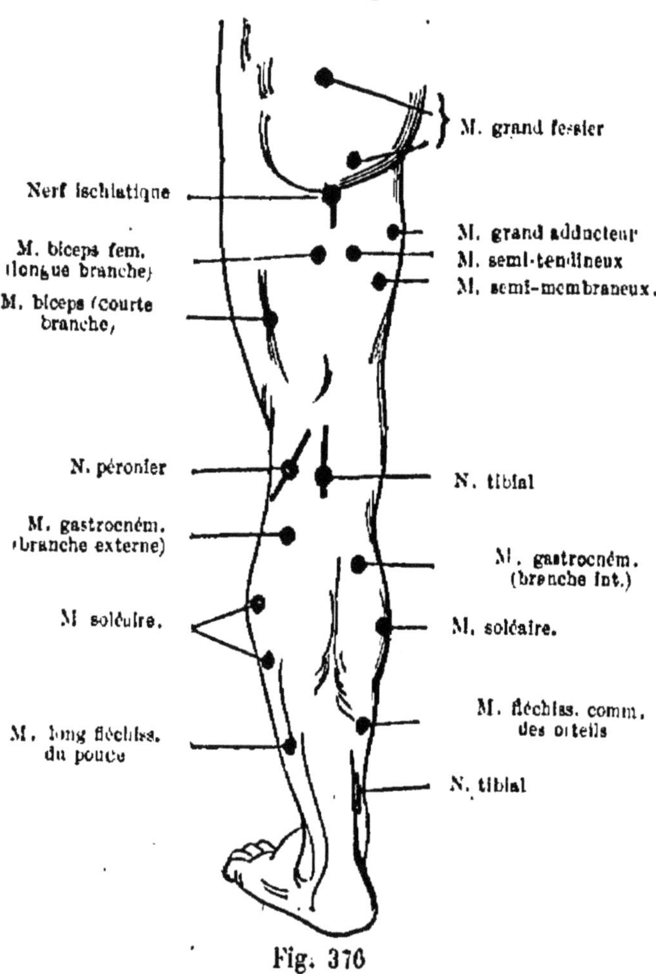

Fig. 376

Muscle. — Définition.

« Organe charnu, fibreux, *irritable*, dont les contractions produisent tous les mouvements des animaux. La plupart des muscles ont leurs extrémités attachées aux os, qu'ils font mouvoir en divers sens. (Encycl.) Les muscles sont des organes charnus, d'un tissu fibreux, contractile, qui forment la chair de l'homme et des animaux, et par lesquels s'accomplissent la locomotion et les différentes fonctions de la vie *exigeant un mouvement volontaire ou involontaire*. Allongé ou enfermé dans une cavité, ce tissu est formé de fibres arrangées d'ordinaire en faisceaux reliés par du tissu aréolaire, entourés d'un réseau vasculaire et *pourvus de filaments nerveux*. Les muscles s'attachent aux os au moyen de tendons, *cordes fibreuses* arrondies ou aplaties, blanches ou brillantes, rigides et très résistantes. On les appelle volontaires ou involontaires, suivant qu'ils sont ou non sous le contrôle de la volonté; mais cette division n'est pas strictement exacte. Les premiers sont généralement solides, comme les muscles du tronc et des membres; et *les autres creux, comme le cœur et les couches musculaires qui entourent les cavités et les canaux*. Les muscles volontaires et les muscles involontaires se distinguent aussi par leur structure, les premiers étant formés de fibres striées et les autres de fibres non striées. Les fibres des muscles volontaires sont généralement cylindriques, bien que plus ou moins prismatiques ou à plusieurs côtes, aplaties, qu'elles sont souvent les unes contre les autres. Elles varient de longueur dans les différents muscles : chez l'homme, leur diamètre est en moyenne égal à 1/15 de millimètre. Chez l'homme et chez les animaux supérieurs, elles ont une couleur vermeille et sont également marquées de stries transversales et circulaires qui leur donnent un aspect très caractéristique et leur a valu le nom de fibres rayées ou striées. Ce sont des masses cylindriques ou prismatiques d'une substance *contractile*, marquées de stries à travers toute leur épaisseur et contenant aussi de petits corps allongés ou ovales nommés nucléi. Chaque fibre est revêtue d'une membrane transparente, délicate, sans structure déterminée et sans couleur, appelée sarcolemme, qui soutient la matière contractile et en limite l'expansion latérale. Les fibres sont disposées côte à côte, parallèlement, et sont réunies en petits groupes ou faisceaux de cent à deux cents. Ces faisceaux primitifs sont à leur tour réunis en faisceaux secondaires plus gros, reliés par du tissu aréolaire, et ainsi de suite; *enfin, le muscle entier est revêtu d'une expansion fibreuse externe de tissu aréolaire condensé et abondamment pourvu de vaisseaux sanguins et de nerfs.* Les fibres non striées ou involontaires sont des rubans mous, pâles, aplatis, d'apparence homogène ou finement granulés d'environ 1/100 de millimètre de diamètre, ayant chacun dans sa partie centrale un *nucleus* (noyau) allongé. Ces fibres sont disposées en couches parallèles, dont les extrémités en pointe s'entrelacent les unes dans les autres, de manière à former des expansions membraneuses, *qui entourent les cavités des organes internes. Ainsi, l'œsophage, l'estomac, les intestins, la vessie et les voies urinaires, l'utérus et les trompes de Fallope, les conduits d'excrétion des organes glandulaires, les artères et les veines ont tous leur tunique musculaire composée de fibres non striées et susceptibles de se contracter et de se distendre indépendamment de la volonté.* On trouve dans le *cœur et dans les grosses veines qui y sont contiguës* une exception à la règle, que les organes musculaires involontaires sont composés de fibres non striées. Ici, les fibres musculaires ont des stries, mais elles sont plus petites que celles des muscles volontaires, leurs stries sont moins distinctes et elles présentent ainsi cette particularité de se ramifier et de s'enchevêtrer qui ne se voit pas dans les autres fibres musculaires striées. *La contractilité du muscle dépend d'une propriété qui lui est inhérente* et qui est *indépendante de l'influence nerveuse,* quoique celle-ci puisse la modifier. Il y a dans le corps humain 527 muscles distincts, dont 261 sont disposés par paires et cinq sont simples sur la ligne médiane.

Nerf. — Définition.

Le système nerveux, les nerfs, d'après la description des auteurs, sont eux-mêmes passibles de l'état particulier du cerveau, dont ils sont les pourvoyeurs, et de l'état général dans lequel ils occupent une situation originelle qui les rend tributaires les uns des autres. Comme toutes les autres parties de l'économie, le nerf est saturé de l'élément électrique, et logiquement il doit être plus que tout autre partie sensible à l'électricité venant de l'extérieur.

Résumé des propriétés capitales du muscle.

Il résulte donc de ces remarquables définitions que :

1° Le muscle est créé pour le mouvement;

2° Que les vaisseaux sanguins sont composés d'un tissu musculaire présentant toutes les propriétés du muscle;

3° Que le muscle est nourri lui-même par un ensemble de vaisseaux musculaires constitués par une enveloppe musculaire de même nature que la sienne propre.

Le courant électrique dans son action générale. Conséquences pratiques.

Enfin nous pouvons conclure dès à présent à l'efficacité du courant électrique sur tous les organes de la vie, puisqu'ils dépendent tous d'un commandement musculaire et que l'influence de l'électricité sur cet élément principal n'est plus à démontrer (1).

Voici donc un point fondamental jusqu'alors passé sous si-

(1) *Duchenne* admet qu'un muscle atrophié entraîne l'atrophie des parties avoisinantes. La contre-partie n'est-elle donc pas admissible ? Un muscle mal maintenu, mal entouré, doit fatalement arriver à un mauvais fonctionnement. L'électrisation de tout l'ensemble est donc indiquée et nous estimons fort heureux que les théories et prétentions de Duchenne soient fausses.

lence et actuellement démontré. Pourquoi électrise-t-on un muscle malade ? Parce que certains éléments dont il est composé ont perdu leur harmonie électrique et que le courant la reconstitue.

Ces mouvements sanguins ne sont-ils pas comme une suite de mouvements convulsifs dont la perfection dépend de l'état électrique parfait de tous les éléments qui y concourent. C'est le mouvement de chronomètre qu'exige le parfait état des multiples organes, et c'est l'électricité qui, dans les organes humains, vient jouer le rôle de lubrifiant que l'on accorde à l'huile fine dans les rouages des chronomètres.

Voici donc à mon sens un chemin considérable parcouru. Nous savons pourquoi nous électrisons un muscle et *Duchenne* nous donne les preuves des bienfaits de son électrisation : la démonstration est venue avant la définition ; il en est le plus fréquemment ainsi en électricité ! C'est par une manifestation intempestive du courant que l'esprit de l'homme est frappé et entraîné vers l'étude du phénomène.

Cette régénération du muscle, et par conséquent de toute la partie active du corps humain doit s'obtenir par le jeu des médicaments qui, suivant leur façon de se rendre dans l'organisme, établissent des courants successifs par de multiples excitations, jusqu'à ce que le point intéressant soit définitivement atteint.

Le massage s'explique de la même façon : le froissement ou le travail interne des muscles agit sur leur sensibilité et met en mouvement les éléments qui concourent à la formation de l'électricité, et comme ces muscles sont faits pour se contracter ils acquièrent une activité exceptionnelle et entraînent l'économie dans un mouvement accidentel!... jusqu'au moment où les mouvements convulsifs ont repris leur rythme naturel et fait croire, avec juste raison, à la guérison du point intéressant.

Duchenne se méprend sur les actions réciproques de l'électricité et du muscle.

Nous avons insisté sur l'état normal du muscle, *créé pour le mouvement*. Nous le voyons obéir à tous les fluides, qu'ils viennent de la volonté, qu'ils viennent de circonstances extérieures.

Pourquoi donc attachons-nous tant d'importance aux effets que Duchenne produit? Quand, avec son courant interrompu, c'est-à-dire, procédant par saccades, il vient stupéfier la galerie des savants qui le suivent dans ses amusants exercices, que fait-il donc de si extraordinaire, car si le muscle agit, c'est entendu d'avance, il ne peut faire autrement. Où réside donc le mérite de l'opérateur ?

Le muscle est contrarié dans son état normal, il manifeste son mécontentement par un mouvement en rapport avec l'énergie de l'accident. C'est normal, c'est enfantin !

Je vois ces marionnettes fixées à une même corde et celle-ci attachée par ses extrémités en deux points suffisamment éloignés pour la tendre. Peut-on accorder un mérite à celui qui, en secouant un point de la corde fera sauter les personnages? non, à mon avis, car le principe même de cet ensemble veut qu'en touchant en un point quelconque de la corde tous les personnages se mettent en mouvement.

Tel est le muscle, et l'opérateur aurait tout au plus le mérite d'avoir remarqué les propriétés du muscle et ses raisons d'existence... et dans ce cas, d'autres avant Duchenne avaient démontré les vibrations du muscle, sous l'influence des ondes électriques.

Je vois avec satisfaction tous ces grands penseurs d'antan, s'extasiant sur ces phénomènes si simples, parce qu'aucun d'eux n'a fait ce travail mental, qui devait précéder toute autre pensée : Qu'est-ce qu'un muscle et quelles sont ses destinées?

Mais où nous retrouvons Duchenne, c'est dans la recherche

des divers muscles, dans le travail considérable qu'il n'a peut-être jamais terminé.(Je n'ai pas eu la patience de voir s'il avait étudié les 527 muscles que nous signale l'article encyclopédique précité.)

Cette partie de Duchenne (l'électro-diagnostic) n'entre pas dans le cadre que je me suis assigné, quant à présent; je ne veux m'occuper que du traitement thérapeutique.

Localisation du courant. — Illusion de Duchenne

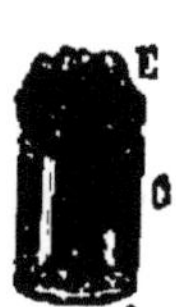

Fig. 139.

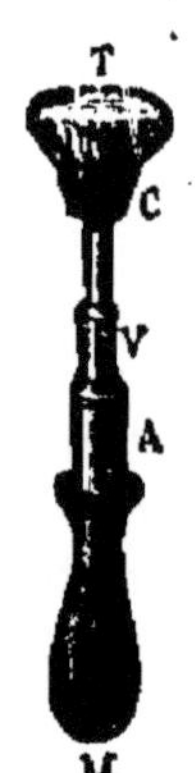

Fig. 822 (1).

Ne voyez-vous pas poindre, par la critique que je viens de faire, la grosse erreur de notre savant électricien.

Duchenne prétend « localiser son courant » !! Nous allons voir bientôt comment il parvient à la localisation ! Voyons en ce moment pourquoi il a pu avoir cette illusion. Duchenne place ses électrodes sur le trajet d'un muscle puis il s'écrie et nous nous écrions avec lui : « Voici le muscle en mouvement; donc le courant est parfaitement localisé dans le muscle ». Mais ne venons-nous pas de voir tout à l'heure que le muscle seul avait la propriété de se contracter, de se révolter sous le passage du courant. Est-ce donc une preuve que le courant envoyé

(1) Anciens « porte éponges » utilisés par Duchenne.

dans ce muscle agit exclusivement sur ses éléments intimes ?

Pour être exact dans une supposition de ce genre, que la logique condamne, il faudrait, par un procédé quelconque, comme celui employé jadis par M. le professeur *Laborde*, avec nous-même, dans son laboratoire, il faudrait, disons-nous, pouvoir démontrer l'existence des courants dans les masses avoisinant le muscle. Or, jamais, même dans le muscle intéressé, un courant n'a pu être pratiquement signalé !

L'erreur de *Duchenne* s'accentue encore bien plus, quand il indique la façon de localiser le courant. On voit là un élan du cerveau de l'illuminé, emportant son esprit vers les Panthéons de l'Univers, croyant avoir trouvé la clef tant cherchée des mystères de l'organisme, et se disant :

Dorénavant je serai un savant ! car j'ai doté une science nouvelle de son principe fondamental. Je commande à l'électricité; je la transporte au milieu des masses conductrices, vers un point déterminé, limité à ma fantaisie !!

Et de fait, *Duchenne* a eu la satisfaction de voir ses contemporains confondus de sa science et il peut les contempler exprimant dans une statue bien méritée pour mille autres raisons, leur admiration et leur reconnaissance.

Tout ce que *Duchenne* a écrit à ce sujet, je le transcris avec la plus scrupuleuse exactitude, puisque toute mon étude repose sur ce fait !

« Exposition d'une nouvelle méthode de galvanisation, dite galvanisation localisée :

« Nous nous proposons d'exposer dans ce mémoire (1) une nouvelle méthode de galvanisation que nous expérimentons depuis plusieurs années, et de faire connaître, d'une manière générale, son utilité dans l'étude de certains phénomènes physiologiques et pathologiques et ses nombreuses applications à la thérapeutique.

« Diriger et limiter la puissance électrique dans chacun des

(1) Extrait des *Archives générales de Médecine*, 1851.

organes, sans piquer ni inciser la peau, tel est le but de cette nouvelle méthode que nous appelons *Galvanisation localisée* (1). Nous dirons rapidement comment nous avons été conduit à l'imaginer et à la préférer aux anciens procédés de galvanisation ou d'électrisation.

« Nos premiers essais ayant été sinon malheureux, du moins peu encourageants, nous crûmes devoir attribuer ces insuccès à l'*imperfection des procédés opératoires alors en usage dans la pratique et auxquels nous avions eu recours jusqu'alors.* Bien que nous nous réservions d'exposer ces procédés dans un autre travail, destiné à l'examen critique des différentes méthodes de galvanisation, nous dirons que le plus grand défaut était de ne pas *permettre d'agir sur l'organe* malade sans exposer les organes sains, et quelquefois le système nerveux tout entier, aux inconvénients et aux dangers de la stimulation électrique.

Aiguille à électro-puncture.

B A

Fig. 216

Il nous parut alors qu'on obtiendrait des résultats peut-être plus importants et plus réguliers, s'il était possible, ou d'arrêter l'électrisation dans la peau, sans stimuler les organes qu'elle protège ou de traverser ce tissu sans l'intéresser pour concentrer cette puissance dans un nerf, dans un muscle ou enfin de faire pénétrer l'agent électrique dans les organes profondément situés.

« Comment gouverner à travers les organes un agent aussi puissant, aussi rapide que l'électricité ! Comment lui imposer des limites ? Le *problème si difficile en apparence était pour-*

(1) Nom impropre puisque Duchenne emploie un courant non continu. Faradisation serait mieux et plus exact.

tant des plus simples. Il suffisait pour le résoudre, d'analyser avec soin les phénomènes qu'on produisait chaque jour dans la pratique de la galvanisation, en appliquant sur la peau sèche ou humide des excitateurs métalliques.

« Voici les principaux faits qui nous ont permis de remplir avec bonheur la tâche que nous nous étions imposée. Bien que nous les ayons déjà exposés ailleurs, nous ne pouvons nous dispenser de les rappeler dans ce travail car ils *servent de base à la galvanisation localisée.*

« 1° Si la peau et les excitateurs sont parfaitement secs, et l'épiderme d'une grande épaisseur, comme cela s'observe chez certains sujets que leur profession expose souvent au contact de l'air (les porteurs d'eau, les jardiniers, par exemple), les deux courants électriques se *recomposent* à la surface de l'épiderme, sans traverser le derme, en produisant des étincelles et une crépitation particulière, sans phénomènes physiologiques.

« 2° Met-on sur la peau un excitateur humide et l'autre sec le sujet soumis à l'expérience, accuse, dans le point où le second excitateur n'avait développé que des effets physiologiques, une sensation superficielle évidemment cutanée. C'est que *les électricités contraires* ne sont recomposées dans le point de l'épiderme sec qu'après avoir traversé la peau par l'excitateur humide.

« 3° Mouille-t-on très légèrement cette peau dont l'épiderme offre une très grande épaisseur, il se produit dans les points où sont placés les excitateurs métalliques, une sensation superficielle comparativement plus forte que la précédente, sans étincelle ni crépitation : la recomposition électrique a lieu dans l'épaisseur de la peau.

« 4° Enfin, la peau, les excitateurs sont-ils très humides, on n'observe ni étincelles, ni crépitation, ni sensation de brûlure ; mais on obtient des phénomènes de contractibilité ou de sensibilité très variables suivant qu'on agit sur un muscle ou sur un faisceau musculaire, sur un nerf ou sur une sur face osseuse. Dans ce dernier cas, on détermine une douleur vive d'un certain caractère tout particulier ; aussi doit-on éviter avec soin de placer les excitateurs humides sur les surfaces osseuses. (1) Il résulte de ces expériences que l'on arrête à volonté la puissance électrique dans la peau et que, sans incision ni piqûre, on peut la traverser et limiter l'action de l'électricité dans les organes qu'elle recouvre, c'est-à-dire dans les nerfs, dans les muscles et même dans les os.»

Preuves à l'appui de ma critique

Voilà évidemment de belles phrases, de sonores prétentions dans ces quelques lignes ; et tout cela tient dans un seul fait, dans un seul principe, la conductibilité des tissus !

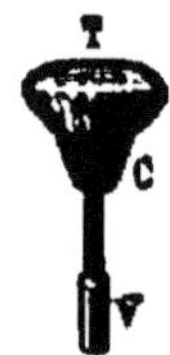

Fig. 141
C. — Charbon conducteur.
T. — Peau de chamois.

Que fait *Duchenne*? ce que font tous les jours les électriciens en présence d'une connexion, d'un contact qui leur paraît défectueux ; ils grattent les surfaces pour rendre le contact plus intime.

Que *Duchenne*, au lieu de mouiller la peau, la fasse gratter comme l'on ferait d'une peau de gant et le phénomène de

(1) Dans la galvanisation de l'estomac, foie, poumons, cœur, *Duchenne* affirme « que ces organes ne peuvent être atteints qu'indirectement par les pneumo gastriques ». Alors que devons-nous croire ? La théorie des électrodes humides qui prétend aller au plus profond des organes. Cet exemple paraîtrait la confondre... Il n'en est rien heureusement.

conductibilité se produira sans difficulté, sans miracles, car *Duchenne* emploie les phrases d'un inspiré. On sent le prophète, le génie. Pourquoi ? La question en elle-même ne demande pas tout ce flot de pensées et de paroles !

Ce que nous prétendons est tellement vrai, que tout en mouillant l'épiderme nous augmentons la résistance et nous diminuons les effets, si nous interposons des épaisseurs de peau de chamois entre l'épiderme et l'électrode ; si nous employons l'eau salée, nous augmentons au contraire la conductibilité et en même temps les effets électriques.

Le corps humain dans l'accueil qu'il fait au courant électrique agit exactement comme tous les corps naturels : il est plus ou moins conducteur (1). Quelle simplicité, quel laconisme de réflexions !

Duchenne a-t-il eu cette pensée ? Nous ne pouvons pas le croire. Mais privé du bon sens normal par le fait même de deux erreurs paraissant se compléter, il ne devait plus avoir son libre arbitre. *Duchenne*, en effet, comme nous l'avons lu, au lieu de voir dans le muscle attaqué, un phénomène normal, a vu une révélation là où il n'y avait qu'une réalisation de principe, et il s'est cru maître absolu des destinées de l'électricité.

Le muscle qui lui répond parce qu'il est fait pour cela ; le silence des parties ambiantes, parce que ces parties sont faites pour rester muettes, tout cela ne l'a pas frappé. Il passe fier avec son nouveau principe qui devait être la base de toutes les folles complications d'une question si intéressante par sa simplicité.

Mais voyons donc jusqu'où peut aller l'aberration d'un esprit sensé.

(1) J'établis encore dans « l'Électricité et la Thérapeutique moderne » que le corps humain est un vaste conducteur et j'explique ainsi pourquoi les excès de courant ne présentent presque jamais d'inconvénient. C'est la même raison qui a rendu les courants de *Duchenne* insuffisants (viscères). Il a l'air de faire croire à une contexture différente de celle des autres parties du corps : il n'en est rien !

Preuves à l'appui des illusions de Duchenne, puisées dans ses propres observations.

Duchenne, en mentionnant les essais d'électro-puncture de Magensie et autres, déclare que l'application de ses contemporains péchait surtout par les aiguilles, *dont la surface isolante (du caoutchouc dissous) laissait passage au courant* (1). Voici donc une méthode reconnue mauvaise parce que le courant traversant des masses conductrices, diffuse, malgré les précautions prises, et voilà une autre méthode, lançant le courant à travers les mêmes masses conductrices, sans précaution, sans protection, qui va dans les profondeurs, intéresser un point déterminé, sans action appréciable sur les parties ambiantes! Que faisons-nous donc de la simple logique?

Comment expliquer un pareil phénomène; en effet, il était préférable de ne pas l'expliquer du tout, ou, ce qui est plus exact, de ne pas le remarquer parce que la faculté d'observation était chez notre électricien obscurcie, anéantie même par l'effet prodigieux de son invention!

Pourquoi je critique Duchenne.

Je ne voudrais pas que l'on me supposât l'intention d'atténuer le mérite de *Duchenne*. Si je n'étais animé du désir de voir simplifier une question comme elle le mérite, j'aurais à tout jamais laissé *Duchenne* passer de l'indifférence à l'oubli, sans élever la voix, car nos électriciens se rendent sans doute compte de l'inutilité de ces grands principes, puisqu'ils commettent tous les jours les incartades les plus inexplicables; mais, alors, pourquoi ne pas les supprimer? Ne sont ils donc pas des plus gênants?

Duchenne et nos électriciens.

Nos électriciens admettent les « belles théories de *Duchenne* ». Ils sont pour la *localisation*. Comment donc! lisez Larrat, et

(1) La cause indiquée est erronée comme tout le reste. Je garde cette démonstration pour d'autres temps.

ils font de la haute fréquence, de la statique, des bains alternatifs toutes choses qui les en éloignent, jusqu'à l'insulte !

Si, en effet, vous voulez donner raison à *Duchenne*, s'il localise réellement son courant, alors, oh ! savants spécialistes ! il faut connaître votre anatomie comme le maître la connaissait et traiter chaque muscle avec le même soin. Que pouvez-vous prétendre de plus vrai, de plus admirable que le traitement exact d'un organe malade ? Voilà la vraie médecine ! Poser un savant diagnostic et porter le remède droit au point intéressant (car *Duchenne* vous le dit et vous le démontre). Telle est la vraie médecine électrique, surtout quand on lit chez le même auteur que l'on peut obtenir des résultats tout opposés de ceux que l'on attend ; que l'on peut même aller jusqu'à compromettre tout le système nerveux par une mauvaise application du courant.

On me dira qu'il est bien aisé de critiquer *Duchenne*, quand, depuis son œuvre, la pratique journalière démontre, par des milliers de faits, qu'il était dans l'erreur.

C'est vrai, mais je répondrai par l'inutilité des démonstrations pratiques, s'il ne se trouve quelqu'un pour les recueillir ! Personne, en effet, n'a pris cette peine. Est-ce indifférence, est-ce cécité, est-ce intérêt, est-ce la fausse honte de reconnaître ses propres erreurs. Est-ce la perspective de voir s'écrouler tant d'œuvres cependant bien inutiles, puisqu'elles n'ont rien fait pour la question ? (1). Je ne sais, mais enfin, les erreurs s'accumulent, les principes s'ajoutent aux principes pour former des œuvres monstrueuses qui arrêtent les plus courageux, et nous sommes toujours au même point ; ne pouvant expliquer d'une façon acceptable le moindre phénomène se rapportant à l'électrothérapie.

Je ne discute même pas les observations de *Duchenne* ; le

(1) Journellement il m'est demandé un guide, un *Précis d'électricité pratique*. Réellement, en possédons-nous ? Je parle d'un ouvrage un peu plus scientifique que le mien ! Non, n'est-ce pas, et je vais plus loin ; je déclare qu'il n'en existera jamais ! J'en porte le défi !

courant qui se recompose sur l'épiderme, dans l'épiderme ou dans les masses profondes, suivant la nature du contact de l'électrode, hante mon esprit sans pouvoir y pénétrer. Je ne discute pas ce que je ne comprends pas, et je me réserve d'ailleurs de me faire expliquer ces expressions mystérieuses par ces admirables penseurs qui prétendent comprendre *Duchenne*... Mais cela plus tard... Les désillusions sont si grandes quand on entreprend de se faire expliquer l'électricité médicale! N'a-t-on pas la preuve de l'érudition actuelle par les livres qui sont jetés de temps en temps sur le marché? Qui donc pourrait prétendre les avoir compris et être devenu électricien par leur enseignement?

Une baignoire électrique.

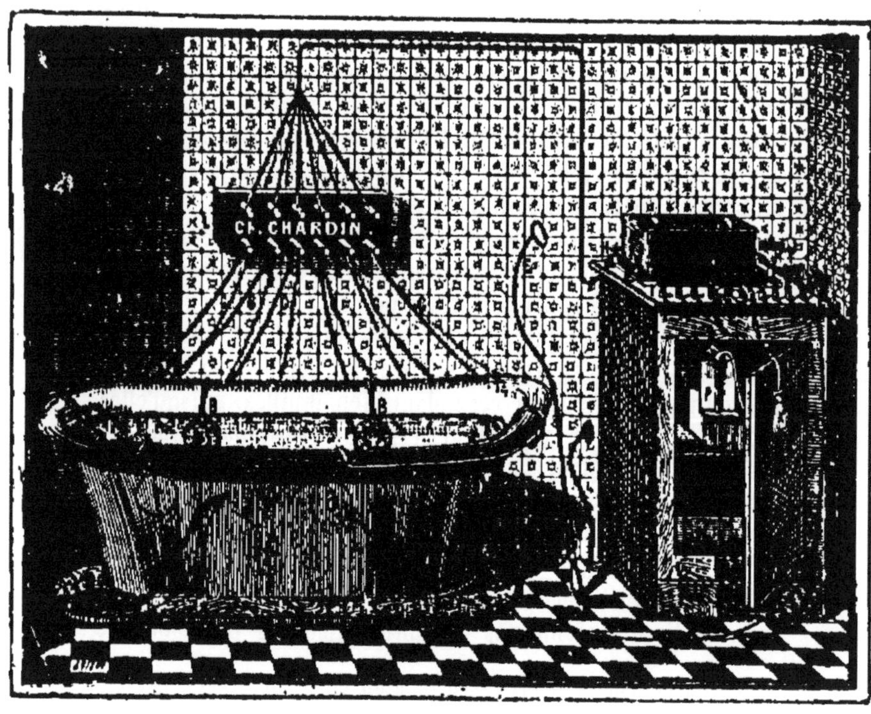

Fig. 318

La bobine G distribue son courant dans deux des plaques qui entourent la baignoire quand le courant passe dans deux des plaques transversales, il ne se manifeste pas dans la longueur. De même, quand il arrive dans les deux plaques des extrémités, on ne le ressent pas transversalement.

Un conseil tardif à Duchenne.

Duchenne, au moment où je prends cette critique (1850), (j'ai dit que je n'avais pas eu le... temps de tout lire), *Duchenne* ne me paraît pas avoir jamais appliqué des courants électriques par l'eau (Bain électrique dans une baignoire avec les deux pôles du courant). Peut-être aurait-il trouvé une bonne raison pour expliquer la marche triomphale de son courant localisant ! Et, en effet, si on fait passer un courant électrique dans une baignoire remplie d'eau plus ou moins conductrice, le courant se manifeste assez exactement entre les deux électrodes. Peut-être *Duchenne* nous aurait-il montré la masse conductrice animale agissant comme la masse d'eau et ne laissant au courant qu'un passage limité au diamètre des électrodes? Mais cela ne m'aurait pas conduit quand même à abandonner ma théorie de la conductibilité que j'ai déjà émise dans *l'Electricité et la Thérapeutique moderne,* et que l'on retrouvera plus loin.

La science de Duchenne.

Ainsi donc, nous voyons *Duchenne* avec ce travail gigantesque de l'application de ses principes erronés. Nous le suivons dans des observations remarquables, admirablement ordonnées. Nous assistons à ses ennuis, quand il déclare avoir eu des accidents dans certaines applications. Nous sourions à la naïveté de ce savant qui emploie un courant fort ou faible, à interruptions lentes ou vives, suivant la nature, le volume, la contexture d'un muscle, sans pouvoir indiquer un chiffre représentatif de ces éléments essentiels. Mais quel est donc le génie humain qui pourrait prétendre connaître jamais une telle science, même sans admettre que l'état physiologique varie d'un instant à un autre jusqu'à la complète guérison?

Quelle pensée pouvait donc donner à *Duchenne* le courage de continuer une telle œuvre?

Les contemporains le plaisantaient : Voilà *Duchenne* et son infernale musique, s'écriait le professeur *Besnier* en lui faisant de loin un signe amical. Bon courage, ami, vous savez que je ne puis supporter votre ronron.

Et Constantin Paul racontait les travaux de *Duchenne*, son ignorance, mais sa ténacité (c'était plutôt flatteur), allant faire une petite expérience dans un service, et portant le lendemain le fruit des observations du professeur à un autre professeur surpris de tant de science !

Les autres répondaient à qui leur parlait d'électricité : Pour qui me prenez-vous ? Je ne suis pas un charlatan !

Les hautes études médicales n'entendaient pas voir leurs complexes et souvent inutiles théories attaquées par cette Inconnue, qu'à tout prendre, ils regardaient comme un danger.

L'avenir donc, devait paraître à *Duchenne* bien sombre pour ses grandes idées.

Où donc puisait-il le courage, je le répète, pour l'exécution d'une telle œuvre ?

Duchenne et l'electro-diagnostic.

En résumé :

Duchenne a fait œuvre de maître dans son *électro-diagnostic*, et je voudrais pouvoir expérimenter, contrôler ses affirmations pour confondre nos trop jeunes maîtres actuels que je soupçonne d'avoir voulu faire preuve, par la critique, d'une érudition remarquable alors qu'ils auraient droit au silence comme complément d'études.

Duchenne et les électriciens actuels.

Je me rappelle avoir visité l'hôpital St-André quand le Dr *Bordier* y forgeait ses armes électriques, et je voyais avec stupéfaction les garçons et filles de salle appliquer les courants électriques avec (Dieu leur pardonne) ! avec un appareil de *Duchenne* ; ce catafalque en cuivre brillant... je le vois encore.

Le Dr *Bergonié* s'en excusait d'ailleurs en mettant en avant la misère relative de la Faculté. Pauvre *Duchenne* ! le méconnaître à ce point de ne pas même faire porter l'excuse sur le point véritable, sur le sacrilège commis par la présence d'un garçon de salle dirigeant le courant de la merveilleuse machine, alors que, pendant ce crime, professeurs et élèves péroraient sur d'autres sujets. Cependant, ces futurs maîtres devaient déjà connaître *Duchenne;* ils avaient dû savoir le lire et comprendre l'intérêt primordial d'une intervention personnelle, le danger d'une fausse interprétation du courant, les terribles conséquences d'un muscle intéressé au lieu de son voisin. Comment expliquer de telles contradictions, de telles négligences?

Modèle des hôpitaux.

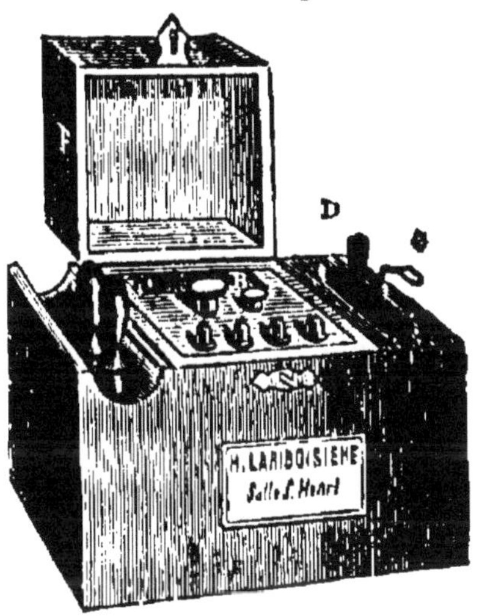

Fig. 848

Appareil placé contre le mur, au lit du malade, obéissant à un interrupteur local, laissant passer le courant d'une source fixe; le système était précurseur des secteurs et de leur mode d'emploi.

Et quand *Bordier*, dans son *Précis*, écrit cette sublime phrase d'une profondeur scientifique qui fait qu'on ne la remarque que difficilement : « Je veux des appareils de grande puissance parce que *Duchenne* les employait ainsi et qu'il avait des résultats », je lui réponds : Erreur, ô savant! Si *Duchenne* avait des résultats, c'est qu'il électrisait lui-même (1) ses malades, et n'allez pas croire que j'accorde à *Duchenne* un talent spécial, transcendant, (ce que vous venez de lire vous le démontre bien). Non, c'est plus prosaïque, plus terre à terre... Parce que *Duchenne* utilisait tout le temps qu'il donnait à ses malades en électrisation, tandis que vos subalternes le passent à d'autres divertissements! Mais vous qui connaissiez *Duchenne* au point de vous permettre de le juger dans une partie de son œuvre, vous deviez ramener votre peccable Professeur dans la voie de la théorie, du devoir même (2), en appelant son attention sur ce double sacrilège : non seulement le courant confié à un ignorant, mais ce courant fourni par un appareil duquel *Duchenne* prétend tout attendre et tout redouter, tellement il le considère parfait!

J'attends donc encore un jugement plus sûr concernant l'électro-diagnostic de *Duchenne* que celui d'un homme convaincu de telles contradictions théoriques et pratiques.

Appareils électriques d'induction. Leur histoire, leur rôle à travers les âges.

Pour en finir avec l'étude de l'électricité sous le règne de *Duchenne*, il serait intéressant de parler des appareils.

Duchenne ne pouvait sans doute pas se montrer exigeant ni difficile dans le milieu de constructeurs où il vivait, car il annonce avec une emphase toute méridionale, quoique d'ori-

(1) J'ai fréquemment accompagné le Dr *Duchenne de Boulogne* dans les hôpitaux, jamais je ne lui ai vu confier l'application à qui que ce soit!

(2) Il faudrait, cependant, prendre une détermination : ou bien le courant, comme vous voulez le faire croire, est dangereux, et alors votre concours s'impose, ou bien il est (ce que vous ne voulez pas dire pour diminuer votre auréole) d'une innocuité complète et alors, laissez-le entre les mains de tout le monde.

gine bien différente, qu'avec des appareils aussi précis que les siens, toutes ses observations devenaient des jeux d'enfant.

Pauvre *Duchenne* ! Qu'ont fait de toutes vos machines si laborieusement étudiées, tous ces sectaires qui chantent vos louanges. Ont-ils jamais su comment elles étaient constituées ! Pourquoi si fiers de vos œuvres, n'ont-ils pas essayé de les répéter, de les compléter même, et alors, pourquoi, à défaut des conseils du grand maître, n'ont-ils pas conservé au moins le matériel étudié par lui, comme si l'inventeur qui fait disparaître pour chaque modification, une œuvre entière pouvait jamais arriver à la faire complète et parfaite ! Pourquoi avoir laissé les *Legendre* et *Morin*, les *A. Gaiffe* jeter dans le monde médical ces machines « barbares » dites-vous aujourd'hui, que seul leur bon marché a rendues si populaires !

Peut être étiez-vous un peu trop jeunes pour ce rôle difficile, mais ceux qui vous précédaient dans la voie des grandes théories, ceux-là auraient dû lancer leurs foudres, leurs malédictions sur tout ce monde commercial qui, sans étude préalable, venait confondre les plus grandes prétentions avec une grossière indifférence, et le faire condamner sévèrement par les lois mêmes du pays !

N'est-il pas curieux, en effet, de constater que c'est même pendant le plus grand éclat de Duchenne que ces petits appareils qui causent une éternelle insomnie au Dr Bordier, faisaient leur apparition !

Il faut, pour être exact, faire remarquer que *Duchenne* lui-même était moins exclusif. Plus la science est sincère, plus l'aménité est évidente !

Duchenne m'appelait fréquemment à l'Hôtel-Dieu surtout parce que, mon industrie existant alors place Dauphine, il pouvait ainsi éviter le transport de son appareil, d'une incommodité telle, que notre savant seul le tolérait en dehors du cabinet. Or l'appareil *Morin* se composait d'un fil inducteur et d'un fil induit : l'un en assez grande quantité et de diamètre déterminé pour faire fonctionner le trembleur, l'autre en quantité

Petits appareils d'induction

Fabrication 10.000 environ annuellement

Quelques spécimens des petits appareils attaqués d'une façon si véhémente et si inopportune par M. le Dr Bordier de l'Ecole de Bordeaux.

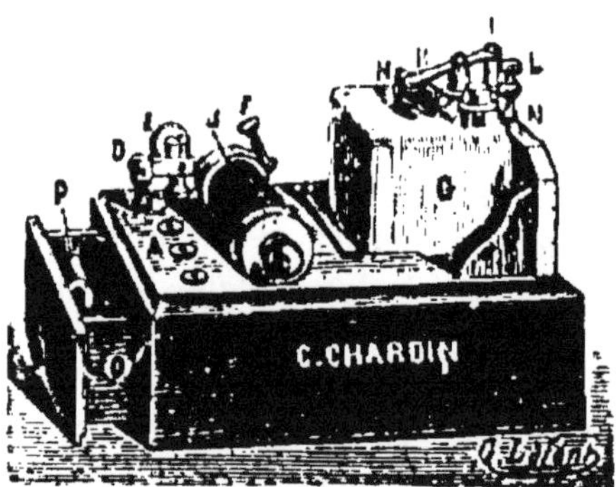

Fig. 1

Leur nombre, dans le public malade, est tel qu'il est inconcevable qu'on puisse oser mettre leur rôle en suspicion.

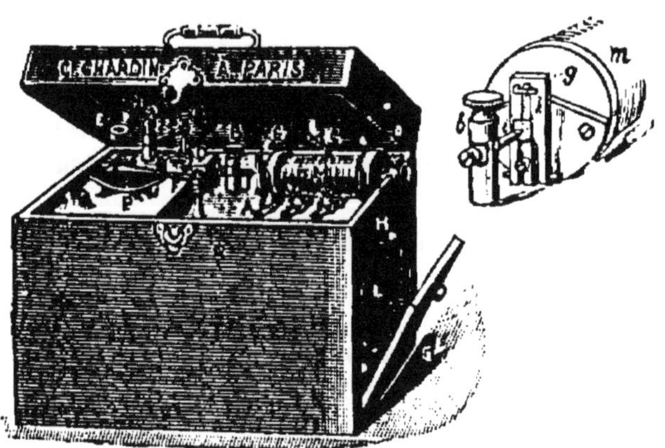

Fig. 4

Généralement employés par des gens inexperts, ils sont un arrogant défi aux théories nébuleuses et prolixes de *Duchenne*, aux complications ignares de l'école actuelle.

Modèle Legendre et Morin

modifié par moi et fonctionnant avec ma pile en porcelaine.

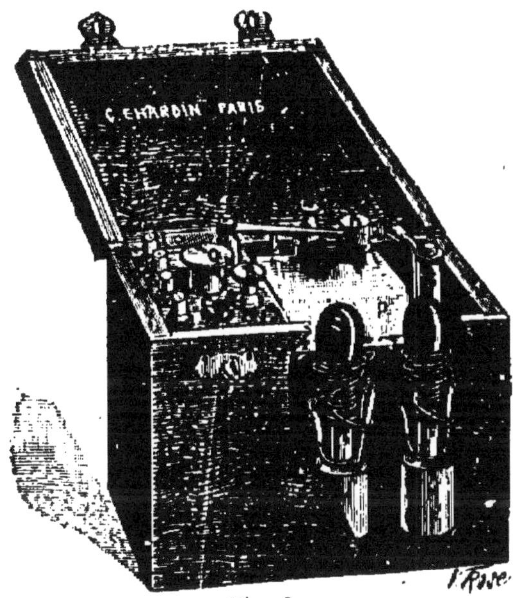

Fig. 8

On se demande comment la médecine électrique ne trouve pas grâce, comme les autres médicaments, devant l'ordonnance du médecin, après des démonstrations si éloquentes de l'innocuité de « l'électricité ».

suffisante pour remplir la bobine !! Telle était la donnée scientifique d'un appareil qui tient encore une bonne place, sinon la meilleure, car il fonctionne mieux qu'aucun autre, dans les hôpitaux parisiens !

A vrai dire, je ne pense pas que *Duchenne* ait jamais établi la résistance exacte de ses circuits; il n'en avait d'ailleurs pas les moyens.

Appareils électro-médicaux d'induction
à Aimants dits « Magnéto-électriques »

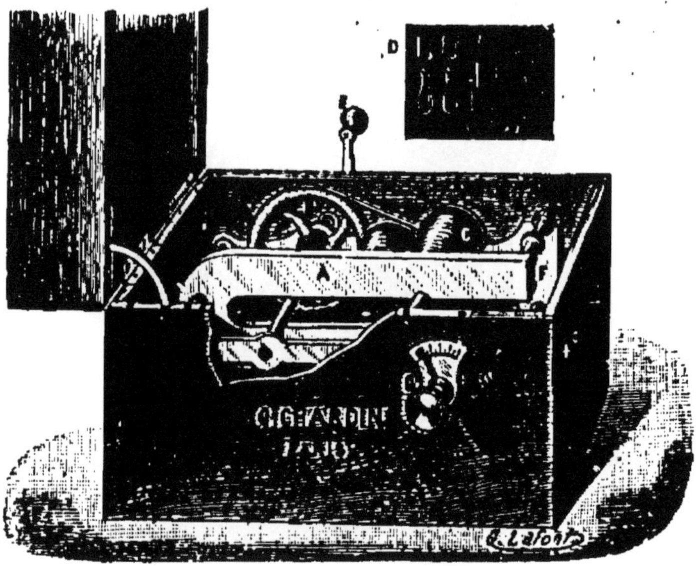

Fig. 9

Puis vinrent les appareils à manivelle, magnéto-électriques, de *Breton* Frères : *Duchenne* les utilisait quelquefois et j'ai vu avec plaisir qu'il avait même cru reconnaître au courant produit par ces appareils, des propriétés spéciales (1).

(1) Je me demandais, en effet, avec stupéfaction comment un électricien connu, rédacteur au chapitre « Electricité » de Dechambre, avait pu avoir l'idée sublime de trouver des effets merveilleux dans les fils d'argentat ! Il avait lu Duchenne et il n'avait rien dit... c'est mal !

Les résultats annoncés par *Duchenne* furent facilement obtenus; les appareils passèrent des mains indifférentes et inexpertes des chefs de service actuels dans les mains non moins ignorantes des élèves et des gens de service. Les malades guérirent et les résultats furent parfaits, tant que la machine fonctionna; là vraiment était le défaut de la cuirasse de l'électricité.

Des modifications plus ou moins heureuses furent apportées par nous-mêmes dans ce sens, dans l'installation de ce service d'électricité.

Mes efforts furent même couronnés de la confiance de tous les savants de l'époque qui choisirent mes types d'appareils pour en doter tous les hôpitaux.

Avec l'autorité que donnent l'âge et la réflexion, je puis dire : Appliquez l'électricité comme vous voudrez, même comme on l'applique dans le service d'électrothérapie de Bordeaux que je signalais plus haut à la colère posthume de *Duchenne*, vous aurez toujours d'excellents résultats.

L'induction à la fin de la carrière de Duchenne de Boulogne.

Voici donc l'état de cette question à la mort de *Duchenne de Boulogne*! Les plus fidèles admirateurs jetèrent leur dévolu sur les appareils analogues à celui du maître parce qu'ils étaient d'un prix moindre et d'un emploi plus facile. O mystérieux effets des combinaisons scientifiques, ô aberration du génie humain ! Vous faites à un savant un piédestal avec ses créations physiques, vous le montez sur un socle d'où s'échappe la source de tant de lumière (toujours suivant vous), et vous jetez ce socle au vent de l'oubli, avec la prétention de maintenir votre génie dans l'équilibre que vous lui avez imposé. Quelle dérision !

Mais vous ne voyez donc pas que *Duchenne*, sans ses appareils personnels, ne représente qu'une idée incomplète. Il vous fait remarquer lui-même leur précision, leur supériorit vous localisez le courant, vous faites ces merveilleuses fantaisies sur les muscles, avec d'autres appareils ; mais c'est infâme, c'est criminel !

Il est vrai qu'avant d'étudier *Duchenne* je n'avais pas dans mon esprit fait tous ces rapprochements. Ces appareils ont changé, me disais-je, parce que tout change. C'est vrai dans les choses vulgaires de la vie, mais quand il s'agit d'une science qui a coûté tant de travail, de recherches, d'énergie, de désintéressement, ô alors, Messieurs les électriciens, avouez qu'il n'en devrait pas être ainsi.

Ancien appareil à courant continu
Modèle adopté en 1875 pour les services publics

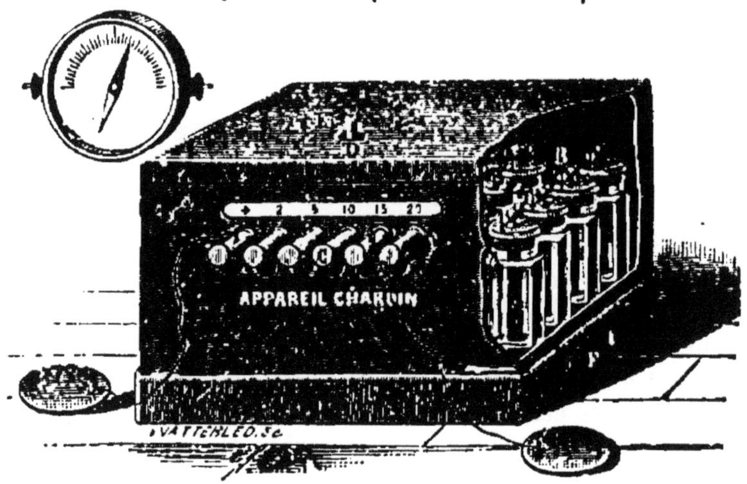

Fig. 84
Pile au sulfate de cuivre, au soufre et au grès, qui servit de base et de propagande au régime électrique.

Ou bien vous ne connaissez pas *Duchenne*, ou bien vous ne l'avez pas compris. Mais non, puisque vous affirmez le contraire, alors !... N'y a-t-il pas en toutes choses, des points inexplicables, cette situation est du nombre.

Les courants continus jugés par Duchenne

« Nous avons dit que *Duchenne*, pour son malheur même, ne voulut jamais admettre le courant continu et nous avons mis cet exclusivisme sur le compte de l'âpreté de ses études, de son orgueil insensé, qui ne lui permettaient pas de faire davantage. *Duchenne* montra pour le courant continu un dédain bien enfantin ; il ne le concevait pas, à cause de son action sur la rétine » (1).

Une telle réflexion inexpliquée, laisse profondément rêveur ! N'avait-il donc pas de rhéostat pour amener le courant à une dose raisonnable ? Plusieurs fois en quelques pages il revient à la charge !... Mais je le soupçonne de ne rechercher dans un courant que la danse des muscles comme action démonstrative, et ce qu'il pense, c'est que jamais il ne pourrait faire ses démonstrations amusantes, avec la même facilité qu'au moyen de son petit appareil et il parle précisément des effets insignifiants d'une batterie de 100 couples de *Bunsen*, pour s'en faire une arme et condamner a l'oubli le courant continu !

C'est ainsi qu'une conviction amenée par un excès de travail, par l'obsession, en un mot, ferme tous nos sens aux plus éclatantes vérités ! *Duchenne* passait indifférent auprès du *courant continu*, *le seul vrai*, *le seul normal*, ainsi que je l'ai démontré dans « *l'électricité et la thérapeutique moderne*. » Il choisissait la première occasion pour le mettre à néant. Les questions : quantité et tension du courant lui sont étrangères ; il ne se rend pas compte que dans ce cas particulier, le nerf optique est sursaturé de courant (car il nous a fait remar-

(1) *Duchenne* constate le danger des électrisations des pneumogastriques. Evidemment, puisque ces vaisseaux ne peuvent supporter d'excitation. Mais alors pourquoi emploie-t-il ses courants interrompus. N'est-ce pas une belle preuve de leur imperfection !

Combien cette observation donne raison à nos principes !... Et *Marschall Hall*, contradicteur de *Duchenne*, pressentait déjà notre théorie spéciale.

quer qu'il utilisait volontiers des éléments de *Bunsen*) (1). D'ailleurs, il ne peut admettre d'électrisation sans phénomène extérieur, sans une contraction locale, et il ne songe pas à supprimer le phénomène, en supprimant l'interruption, en faisant, en un mot, du courant continu?

Duchenne possède dans son principe d'induction une imitation d'un principe capital (le courant continu); c'est un hochet qui n'est resté quelque chose, que parce qu'il présente certaines commodités par rapport au courant continu et parce que la composition du corps humain est telle qu'elle permet les plus folles fantaisies.

L'électricité statique jugée par Duchenne (de Boulogne)

L'électricité statique est mal représentée au temps de Duchenne, par des appareils producteurs fantasques, incommodes et étudiés surtout en vue des cabinets de physique. Ces appareils sont pour *Duchenne*, une raison excellente pour vouer l'électricité statique à l'oubli !

Si *Duchenne*, comme je l'ai démontré, était allé jusqu'au bout de son idée sur les relations réelles de l'électricité avec le muscle comme d'ailleurs avec l'organisme en général, il aurait été amené à considérer avec plus de condescendance, les diverses formes des courants statiques.

D'ailleurs, si *Duchenne* avait pu concevoir la simple action de l'électricité, il se serait vu contraint ou de discuter sa méthode qui n'avait plus de sens, ou d'admettre l'action des

(1) « *Duchenne* conclut que dans certaines paralysies, il faudrait « arriver à 100 ou 120 piles de *Bunsen*, pour développer la force « électro physiologique nécessaire, de là une action physiologique bien « difficile à réaliser. » Toujours cette même confusion de l'exploration et du traitement.

Je n'ai pas besoin d'insister sur cette observation que la pratique journalière se charge de réfuter.

courants contraires, comme d'essence supérieure à ses courants d'induction.

Duchenne conclut à l'insignifiance de ce courant superficiel, alors qu'*Arthuis* nous montre des résultats qui sont déjà une forte contradiction.

Le temps d'ailleurs s'est chargé de mettre les choses au point avec les applications à la neurasthénie, à l'anémie, à la dépression générale, en un mot.

Et cette action, qui va régénérer tous les organes, qui agit sur les vaisseaux les plus minimes pour en activer le transport sanguin serait superficielle ! !

Duchenne a donc tort d'accueillir les courants statiques avec parti pris et s'il pouvait voir ses admirateurs, ses élèves, accorder une préférence marquée à ces courants, il serait en droit de se dire que ces élèves, ces savants sont fous, puisqu'ils mélangent sans raison le principe de localisation et celui de la profusion électrique. Nous verrons plus loin, dans le développement de mes principes, l'explication des actions générales de ce courant, et nous serons amenés à conclure que le courant statique contrairement à l'opinion de *Duchenne*, serait encore préférable au courant d'induction si prôné par notre savant si la production en était plus facile.

L'électro-puncture rayée du vocabulaire de l'électricien.

Nous ne pouvons quitter l'époque de *Duchenne* que nous avons remise en vue par cette critique, sans nous étendre un peu sur la question de l'électro-puncture qui fut en si grand honneur pendant la carrière de *Duchenne*. C'est même sans doute cette méthode barbare qui augmenta dans l'esprit de *Duchenne* son mérite pour sa méthode de « localisation ». Quand on songe, en effet, que certains malades supportaient l'introduction dans l'organisme de 10 à 12 aiguilles pour obtenir l'excitation d'un muscle et que ces aiguilles devaient être plusieurs fois changées de place sans doute, *Duchenne* lui-même reconnaissant la difficulté énorme de rencontrer bien exactement une masse musculaire déterminée, on conçoit que l'action si simple qu'il pensait avoir trouvée ait pris dans les imaginations de cette époque, les proportions d'un gros événement scientifique et que même si *Duchenne* et les autres avaient eu l'intuition de mes principes sur la conductibilité, il les auraient peut-être écartés afin de ne pas atténuer l'importance d'un tel événement.

Duchenne dit que toutes les tentatives échouèrent parce que les aiguilles enduites de caoutchouc dont on se servait laissaient fuir le courant. Conçoit-on un arsenal aussi cruel ! Déjà, quand avec nos aiguilles celluloïsées qui n'offrent aucune aspérité, cette introduction est fort pénible pour le sujet, quelles effroyables douleurs devait-il endurer quand cette masse raboteuse parcourait le sillon formé par la pointe de l'aiguille (1).

Ainsi donc, voilà où conduit une fausse interprétation d'un principe.

Cette action électrique si simple, si bonne enfant, amenée au point de la plus barbare des interventions !

S'il pouvait être intéressant de reprendre cette épouvantable question, mes aiguilles celluloïsées présenteraient des garanties exceptionnelles pour l'obtention des desiderata de nos expérimentateurs. Mais à quoi bon ! J'espère que, malgré l'origine de mes nouveaux principes (ceux d'un simple électricien), on en aura fini après les avoir lus, avec ces théories tortueuses, qui sont autant d'impasses contre lesquelles viennent se heurter les bonnes volontés de nos praticiens !

J'ai voulu insister sur cette question, parce qu'il m'est assez

(1) La question d'isolement des métaux pour une action électrique n'a pas fait un pas ! Ceux qui ne connaissent pas mon enduit de cellulose, en sont encore aux vernis qui s'enlèvent par le frottement même de l'aiguille ou aux vernis cuits qui s'écaillent et causent des surprises bien ennuyeuses à l'opérateur.

fréquemment demandé « des aiguilles pour électro-puncture », je suis bien convaincu que l'on confond encore l'électrolyse avec l'électro-puncture.

Ce dernier procédé utilise exclusivement le courant d'induction qui n'a aucune propriété chimique et qui ne peut agir que comme nutritif ou agent mécanique. L'électrolyse appelle à l'extrémité de l'aiguille une action décomposante, inévitable, inhérente au courant même, et qui stimule les éléments de la nutrition dans le sens d'une action intense, qui agit comme décomposant de ces éléments eux-mêmes ! Un poil (épilation) est brûlé par la décomposition, par l'action combinée de l'électricité et des mêmes éléments dont il se nourrit.

L'abandon de l'électro-puncture est donc chose de première nécessité. C'est un oubli scientifique, une erreur de simple réflexion, une aberration des esprits contemporains, une idée de l'autre siècle, qu'il faut oublier. La remettre en question, c'est porter à croire qu'aucune idée sérieuse n'a jamais présidé à la création de l'électricité médicale, que le tâtonnement seul a conduit nos prédécesseurs à ces soi-disant principes qu'ils nous ont légués. C'est mettre en évidence l'ignorance de nos électriciens, qui conservent précieusement sous des étiquettes pompeuses une partie de ces théories, sans voir le néant où elles nous conduisent.

Réflexion sur Duchenne et son époque

C'est avec regret que j'abandonne cette époque si intéressante de *Duchenne*. J'aurais voulu conduire mon lecteur au milieu de toutes ses observations. Peut être aurai-je réalisé le même résultat que lui-même, en n'excitant que la crainte ou l'indifférence du lecteur en présence d'une même prolixité. Il est donc temps de résumer une fois pour toutes l'illustre maître, en faisant remarquer que le titre que je lui donne est au moins justifié par l'impression que m'a laissée la lecture de ses œuvres.

Duchenne a donc tort quand il prétend « localiser le courant » il ne fait que lui faciliter l'accès des seuls points qui l'intéressent « les muscles dont il attend les évolutions. »

Il a tort quand il donne comme preuve de la localisation du courant, précisément ces mouvements d'un organe qui est conçu pour cela.

Tout au plus peut-il prétendre atteindre ce muscle, mais sans considération accessoire.

Il a tort, quand il fonde le traitement d'un muscle sur la gymnastique de ce muscle ; aucune considération ne peut être invoquée en faveur de ce traitement.

Il a tort, quand il condamne ou traite au moins d'une façon indifférente le courant galvanique ou continu !

De même, quand il sourit dédaigneusement aux murmures du courant statique.

Il a tort quand il déclare que les viscères sont indemnes des courants électriques, parce qu'il tend à éloigner le praticien de cette science en lui imposant des connaissances anatomiques qu'il n'a pas le temps d'acquérir (1).

Nous espérons dans le chapitre suivant, avec la démonstration de nos principes, rendre nos propositions acceptables.

(1) Le lavement électrique en est une preuve flagrante.

L'électricité d'induction de nos jours

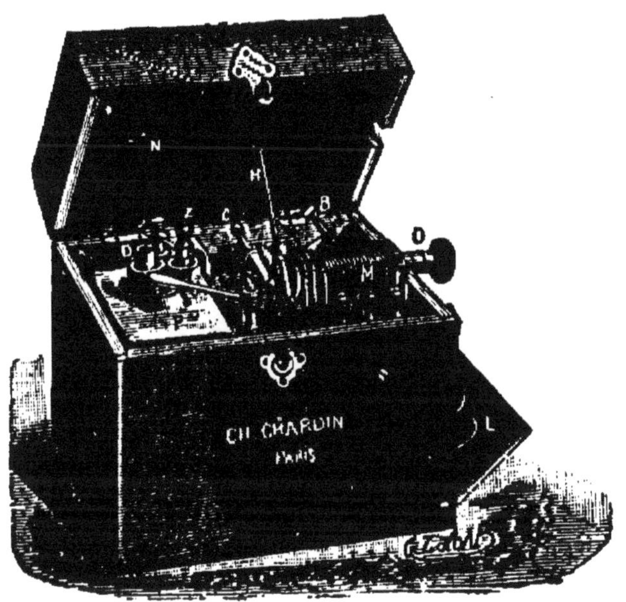

Fig. 5

Appareils à trembleur variable, à bobine simple. Les fils sectionnés en gros fil et fil fin pour les besoins d'une mauvaise cause, et par l'effet d'une routine qu'il faudra respecter longtemps encore sans doute.

Appareils dits à chariot ou à bobine mobile.

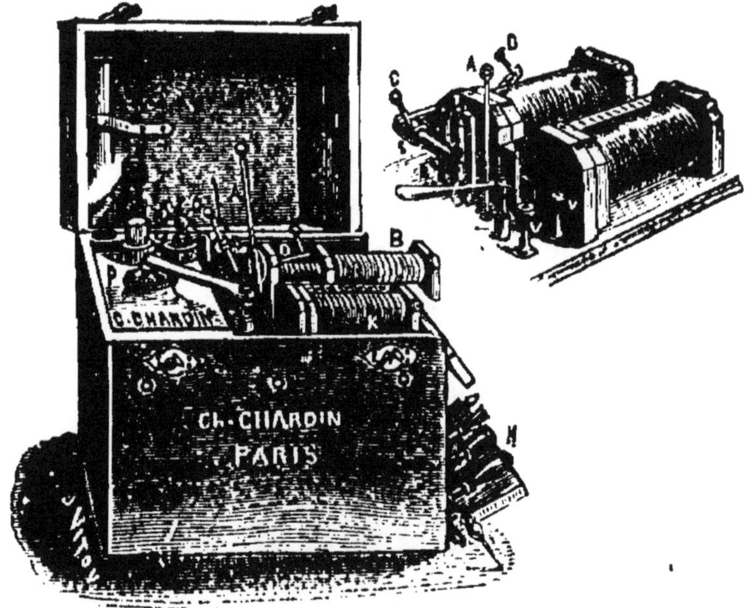

Fig. 10

Appareils à bobines mobiles dits « à chariot », dans lesquels les fils divers composant le système, sont séparés pour répondre à la prétention de résultats divers, suivant le fil employé.

La figure n° 10 est un diminutif des appareils de laboratoire de grande et incommode dimension.

L'électricité d'induction de nos jours.

Depuis la mort de *Duchenne*, l'électricien qui attira le plus l'attention fut *Onimus*. Peut-être le regrette-t-il même aujourd'hui, car les réflexions qu'il peut suggérer sont peu avantageuses.

Malheureusement, personne encore ne pouvait le discuter et certaines de ses idées émises sous forme de principes (sans preuves à l'appui, bien entendu) sont encore quelquefois admises aujourd'hui, suivies, respectées,... sans que l'on se soit jamais demandé pourquoi.

Onimus a-t-il fait faire un pas à la question? Non, certainement : Ses livres se sont répandus dans le monde médical par la force des choses, le besoin d'un bon guide. J'avoue n'avoir jamais rencontré que des gens « qui n'y avaient rien compris. »

Onimus ne comprenait pas lui-même les plus simples principes de l'électricité et quand il a voulu faire autrement que *Duchenne*, il a eu tort!

C'est ainsi qu'il arriva à trouver que certain fil de maillechort donnait une électricité particulière. Je rencontre encore de temps en temps le remarquable fœtus de ce cerveau trop actif!

Appareil à chariot de cabinet.

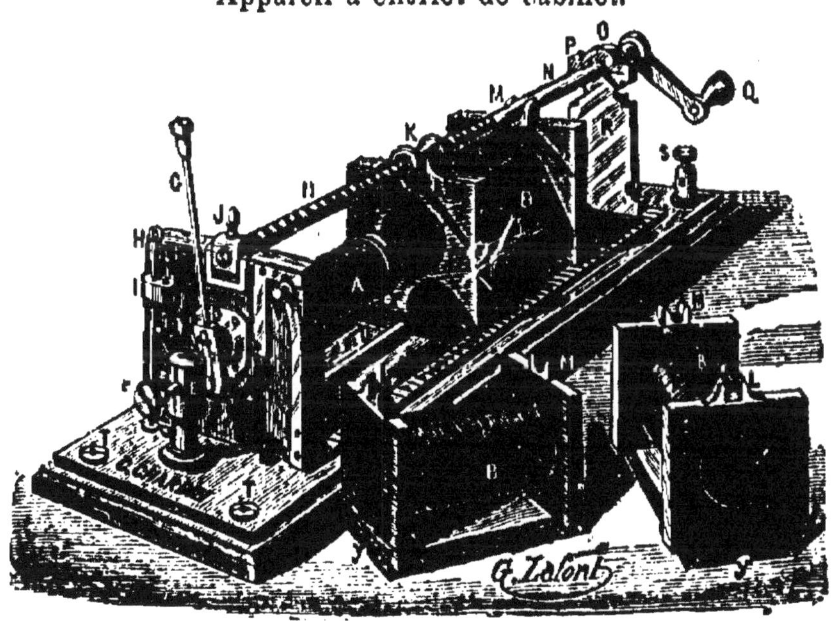

Fig. 18

N'affirma-t-il pas un jour qu'un appareil avec pile devait être voué aux gémonies, alors que le sien avait été imaginé ainsi. Quel flair !

Car c'est par millions que ces appareils à pile dépendante sont répandus partout ! Il est vrai que le moment de cette élucubration malheureuse correspondait avec l'invention de ma pile à porcelaine devenue classique et que l'appareil *Onimus* était peu demandé ! Je me ferais cependant un crime de penser que la question commerciale puisse primer la question scientifique dans l'esprit d'un Docteur. Cependant, le fait est brutal, la coïncidence bizarre....

Autour d'*Onimus*, convaincus sans doute du néant de tous les « grands principes », excités par les fabricants qui cherchaient un écoulement à leurs produits et fournissaient en même temps des preuves irréfutables des mérites de ce traitement, un certain nombre de médecins appliquèrent le courant électrique d'induction.

Danion établissait tout un programme d'électrisation par l'extra-courant, des affections des articulations.

Pourquoi l'extra-courant?... Les raisons perdraient de leur essence à être rapportées même fidèlement. C'est un ensemble qui exige la discrétion.

Et la suite, que fut-elle?. . Mais *Duchenne* n'est-il pas lui-même oublié, me répondrait-on ! Alors apparurent les ordres de courant, (*Duchenne* les distinguait déjà), la direction des courants (*Duchenne* n'y croyait pas).

Puis les sectaires s'en prirent aux appareils :

On modifia les fils en diamètre, en longueur, en qualité (je ne dis pas conductibilité).

Tout cela sans raison, pour ne pas faire comme tel autre. C'est ainsi, serrés sous le drapeau d'une science contestable, que nous trouva l'exposition de 1880.

Il nous fallait vraisemblablement un sauveur; ce fut le Congrès électricien de cette grande manifestation internationale qui se présenta à nos yeux émerveillés.

On décréta une bobine, on affirma que l'électricité d'induction ne pouvait exister sans cela. On sacrifia les données de *Duchenne* (déjà vieillies en 15 ans!) dont on reconnaissait les caractères exceptionnels, dont on admirait les résultats, que l'on imitait du mieux que l'on pouvait.

Le Congrès passa outre. Il imagina la *bobine normale*. Alors nous assistâmes au spectacle suivant : chaque constructeur continua son genre de production, la bobine « normale » fut quelquefois demandée par quelque bon croyant qui voit toujours à côté du fait principal (1) et l'électricité d'induction continua de s'imposer par d'autres éléments qu'une aride et impuissante théorie, c'est-à-dire par les guérisons évidentes, palpables qui résultaient de son emploi!

Mais l'avenir, qui se trouve être aujourd'hui le présent, nous préparait d'autres surprises!

Des ambitions se constituent. On veut faire voir qu'on en sait plus que tout le monde. *Foveau de Courmelles* se joint à *Chardin* pour faire un « Précis d'électricité », *Trouvé* en fait un autre. *Apostoli* produit des monceaux de littérature. *Brivois*, *Bardet* continuent. Puis paraissent les noms sonores, apostillés des Professeurs en renom. C'est alors que la malheureuse induction de nos aïeux est déchiquetée, anéantie!

Bordier, élève de la bruyante école de Bordeaux, jette dans l'air cette phrase peu banale :

Si *Duchenne* obtenait de si brillants résultats, c'est à la « puissance de son appareil » qu'il le devait, combien de fois ne le proclame-t-il pas !! (2).

Mais — O logique humaine, le Dr *Bordier*, au lieu de pren-

(1) Un bon nombre de praticiens s'imaginent que les résultats dépendent de l'appareil, nous le constatons souvent dans les demandes qui nous sont adressées; s'ils réfléchissaient un seul instant, ils seraient convaincus, par les faits même, de leur illusion.

(2) J'ai démontré que ses succès étaient dus à son indomptable courage, à son énergie propre, et à son intervention personnelle dans toutes les applications.

dre les appareils de *Duchenne* dont il reconnait les mérites dont il a lu, contrôlé les miracles, auxquels il croit, puisqu'il accepte les principes de son savant collègue, s'empresse de composer un modèle à lui. Qu'il l'ait expérimenté? nous n'en doutons pas, mais qu'il présente les garanties d'un travail aussi long et aussi opiniâtre que celui de *Duchenne*, nous ne pouvons l'admettre.

Et alors pour donner plus de poids à ses critiques sans doute, il fulmine contre les petits appareils d'induction (voir page 124 de son *Précis*). « Il ne faut donc pas s'étonner, écrit-il, de voir souvent l'application de la faradisation, faite avec ces petits appareils, être suivie de résultats bien peu encourageants ». M. *Bordier* me permettra de répondre par la voix de mon expérience et de ma pratique. Faites seulement autant de guérisons que j'en ai constaté journellement avec ces petits criminels et vous aurez bien mérité de l'électricité et des malades ! (1)

Pourquoi nos Médecins et surtout les services réalisent si difficilement les résultats de Duchenne

J'ai dit et je répète, car on n'affirme jamais assez les observations simples, voire même naïves : *Duchenne*, avait des résultats (que nous avons d'ailleurs souvent) parcequ'il électrisait lui-même ses malades. Pourquoi nos médecins des hôpitaux n'en ont-ils pas ? Parce que le service d'électricité est mal fait : le Lundi l'appareil ne fonctionne pas ; le Mardi l'interne ou l'élève est occupé ; le Mercredi il est pressé, et fait 2 ou 3 minutes d'application, remettant au jeudi la suite du traitement. Mais le Jeudi est jour de sortie on a oublié d'en aviser le sujet !

(1) Dans plusieurs centres de malades, j'ai pu, pendant l'été en cours constater que de nombreux sujets soumis sans résultat, pendant la saison d'hiver, aux grands courants à la mode, se trouvaient admirablement des effets de ces minuscules appareils. Peut-être l'effet des eaux contribuait-il à ces guérisons, je veux bien l'admettre.

le Vendredi l'appareil est en mains; le malade, perdant patience, part sans application; le Samedi, le temps est mauvais, le malade ne peut venir à l'hôpital... Et voilà un malade soumis dit-on pendant une semaine à l'électricité, qui n'éprouve aucun soulagement!

Qui n'a pas vu les applications de l'électricité statique à la Salpêtrière, n'a rien vu comme excentricité de principe. Ces 15 ou 20 malades placés sur un même tabouret, auxquels on tire de temps en temps, avec une majesté ridicule, une étincelle pendant 5 à 10 minutes, chaque individu n'éprouvant certainement pas 2 minutes d'action! Et cependant il faut croire à certains résultats, puisque l'on continue (1).

Théories simples et exactes de l'induction

Si au contraire vous voulez vous débarrasser de ces mille théories plus absurdes les unes que les autres, et la preuve en est dans l'abandon si facile que vous faites de celles d'autrui, si, voyant la question comme elle doit être vue.

Agent : électricité.

Appareil. — Pourvu qu'il produise de l'électricité graduée.

Traitement. — Application normale, de durée telle que le sujet n'en ressente ni fatigue, ni ennui et autant de fois qu'il pourra la renouveler, toujours dans les mêmes conditions.

Application. — Partie malade prise entre les deux électrodes aussi éloignées l'une de l'autre que le permet l'organe.

Régime. — Basé sur la sensibilité... Alors, vous rendrez le sujet immédiatement son propre médecin, vous assisterez à des guérisons nouvelles; vous aurez les résultats de *Duchenne*!

Et qu'on n'aille pas me chercher des exceptions dans certaines

(1) *Duchenne* émet cette observation à laquelle on a cru longtemps et à laquelle on croit encore dans la pratique : que l'action thérapeutique de l'électricité doit se manifester rapidement. C'est une erreur, dit-il. Cette observation n'a pas vieilli!

électrisations délicates ; les nerfs de la face, les gros vaisseaux etc. J'ai des centaines d'exemples de traitements parfaits en dehors de tout contrôle !

Discussion

D'ailleurs l'électricien lui-même se guide, sans vouloir le reconnaître, sur la sensibilité de son malade (1). Alors, quel peut être le meilleur guide du courant, si ce n'est le malade lui-même ?

En effet, il est impossible à un opérateur intelligent, de ne pas laisser son esprit vagabonder dans l'infini, pendant la stupide occupation de l'application d'un courant d'induction, car il ne faut pas prendre pour de l'attention ces gestes et mouvements mécaniques exagérés, ces réflexions sans suite immédiate, qui peuvent accompagner une application « sérieuse » du courant : par conséquent l'opérateur ne peut observer tous les signes annonciateurs des impressions diverses : le malade lui-même n'ose pas parler pendant cette manifestation mystérieuse. Pour rien au monde il n'interromperait la sublime inspiration qui paraît s'emparer de l'opérateur : le courant peut donc atteindre des limites exagérées sans que celui-là puisse les prévenir ou les éviter.

Rien de cela ne subsiste quand le sujet opère lui-même, c'est clair ! Aussi les résultats s'en ressentent-ils, comme nous venons de l'affirmer.

Nous rencontrons assez souvent des esprits inquiets qui n'ont retenu de toutes les théories subversives qu'ils ont rencontrées dans les divers auteurs dont les catalogues leur ont vanté les mérites, qui n'ont retenu disons-nous, que l'état particulier de l'appareil sur lequel s'est étendu l'auteur avec la naïveté de l'homme content de lui, car il nous est demandé la longueur et le diamètre de nos fils, le nombre de vibrations du trembleur, que sais-je encore !

(1) *Duchenne* mesurait sa source ! c'est ce qu'il appelait sans doute « posséder un appareil de haute précision. » C'est enfantin !

Raisonnons un peu ! Prenez-vous donc le sujet pour un élément unique ?

Pensez vous donc que cet élément est constant même pendant 1 minute ?

Vous dit-on la quantité de sel qu'il faut mettre dans une quantité d'eau distillée, pour faciliter la circulation de votre courant ?

Vous donne-t-on un instrument assez précis pour mesurer exactement l'état de propreté de l'épiderme de votre sujet ?

Vous indique-t-on une unité de résistance pour une intensité déterminée ?

Et alors, si on vous l'indique, la vérifiez-vous ?... Cela est indispensable !

Non, non, non ! me répondrez-vous modestement. Eh bien ! alors, pourquoi vous encombrer de toutes ces données, de tous ces chiffres, de toutes ces futilités ?

Faites comme *Duchenne*, appliquez consciencieusement le courant d'un appareil médical de maison connue, logiquement, en bon père de famille doublé de l'observateur, que fait de vous l'étude de la médecine, et vous rirez de tout votre cœur, quand, satisfait des résultats, vous relirez les auteurs aux données précises, aux équations algébriques... N'allez surtout pas être trop sévère et leur reprocher autre chose que leur sincérité !

Nous sommes en ce moment aux bobines à gros fil... ; j'attends toujours d'apprendre pourquoi, mais un pourquoi sérieux, sans réplique, pas dans le genre du mot célèbre du Dr *Bordier*, cité plus haut : « Il nous faut de la science, messieurs, et non des mots : Noblesse oblige ! »

Pourquoi du gros fil ?

Il est vrai que nous sommes également aux trembleurs lents, et que ce principe est basé sur une raison physiologique extraordinaire. Il est si rare, en médecine électrique, de trouver une raison, que nous allons la donner tout au long :

Il paraîtrait !!!

Que le trembleur a la prétention de rapprocher l'effet mécanique du courant électrique sur le muscle, de l'effet naturel. En un mot, on prétend répéter avec l'appareil le mouvement normal du muscle !

Dois-je rester sérieux en commentant cette théorie ? Il faut avouer que cela est bien difficile. Prenons un muscle quelconque du bras, par exemple, et les diverses occupations de ce muscle pendant la journée et la nuit, et établissons une moyenne des agitations de ce muscle. Choisissez n'importe quel métier, même le plus stable, le plus régulier, le muscle peut-il donner deux fois de suite le même rendement de vitesse ?

Le « rond-de-cuir » a-t-il un même mouvement quand il écrit le mot ou quand, s'étant trompé, il se précipite sur son grattoir et fait fiévreusement circuler celui-ci sur l'endroit révélateur de son étourderie ?

Vous voyez-vous, praticien occupé, observant un malade pendant quelques heures de jour et de nuit, chronomètre en main, pour déterminer précisément le mouvement à donner au trembleur répétiteur de la cadence musculaire ?

Car enfin, si l'on admet un principe, il faut l'appliquer, sinon avouons que nous avons bien assez de principes sans essayer d'en ajouter ; il est temps de ne plus imiter ces enthousiastes qui crient : vive *Duchenne* ! et bravo pour ses travaux, et qui oublient tout, au point, comme à l'hôpital Saint-André, de Bordeaux, cité précédemment, d'excuser la présence dans le cénacle d'une idée matérialisée du maître !

Vous avez approuvé, béni, veux-je dire, l'intervention du Congrès de 1889 dans le régime de l'induction, et vous ne l'appliquez pas !

Vous citez à l'appui de vos affirmations les travaux d'Onimus, et vous rejetez ses appareils !

Vous pouvez donc conserver le mérite d'une œuvre sans faire contribuer à son étude tous les éléments.

Vous donnez même là un triste exemple aux élèves qui profitent de vos bienfaisantes leçons !

Quelle observation M. Bordier fera-t-il à son élève favori, qui vantera sa gloire, mais en annonçant un matériel personnel ?... Car il n'y a pas de raison pour que cela s'arrête, le médecin devenant inventeur (si toutefois on peut donner le qualificatif d'invention aux modifications terre à terre apportées aux instruments), les appareils électriques comme les instruments de chirurgie, dans un autre ordre d'idées, pulluleront, deviendront un encombrement fastidieux, sans aucun profit pour la science !

Pour me résumer, je ne puis mieux faire que de rappeler le mot déjà cité dans d'autres travaux, d'un aimable praticien au regard bienveillant, paraissant toujours dire à son interlocuteur, quand aucun intérêt ne le porte pas à discuter : « Vous avez raison, monsieur ! »

Opinion ancienne, toujours nouvelle et complètement désintéressée d'un docteur connu.

Le Dr B..., mon premier client en électricité, contemporain de *Duchenne* et son grand admirateur ; celui de tous les électriciens du monde qui a peut-être à son actif le plus grand nombre d'applications d'électricité, dont il fit pendant sa longue carrière son principal agent, et, je le dis à ma gloire de constructeur, sans changer son matériel, le bon Dr B... me disait quelquefois : « Le courant électrique ?.... Faites venir de chez moi, « faubourg Saint-Germain, un courant quelconque d'un appareil « quelconque, chez mon client des Champs-Elysées. Pourvu qu'il « me soit donné de régler mon courant suivant la sensibilité de « mon sujet, vous pouvez compter sur un résultat. » Le docteur ne voulait pas expliquer son idée ou bien il ne l'avait pas travaillée au point de l'expliquer, s'attachant simplement au résultat pratique, inéluctable, je ne sais ; mais je lui dois certainement et une bonne partie de mes idées actuelles, par le rapprochement avec les résultats des autres doctrines, par la façon si simple et si pratique de comprendre un principe, et l'heureuse découverte des théories que je vais rappeler dans un instant et qu'il faudra bien que l'on admette un jour, sous peine de tomber dans la folie des exagérations et dans les abus malheureux qui peuvent en résulter.

Une incursion sur le domaine dans la Société d'Electrothérapie.

Le Dr B... suivait-il le mouvement de certaines évolutions? Je n'en doute pas; mais ses principes étaient trop sensés pour qu'il en ait changé, et j'ai remarqué plusieurs fois sa figure ironique, bienveillante, alors qu'il écoutait les élucubrations des habitués de la « Société d'Electrothérapie »; il me semblait lire dans son esprit comme dans un livre ouvert, et quand il applaudissait à l'éloquence d'un sectaire, je suivais l'accentuation de ce sourire si connu, je lisais, je l'assure, cette bonne parole : « Enfant, va » ! qui conciliait ses principes pratiques et ceux du tableau noir ou de la fantaisie épistolaire de son collègue !

Si nous prenions, en effet tous les savants, de ce cercle remarquable et que nous leur fassions cette simple question :

Connaissez-vous votre *Duchenne* ?

L'approuvez-vous ?

Appliquez-vous ses principes ?

Nul doute qu'un « oui » unanime réponde à cette question... et cependant tous ces médecins électriciens agissent comme s'ils n'en avaient pas la moindre idée. Nous voyons les Apostoli employer des courants continus exagérés, suivis dans cette voie par un nombre considérable d'électriciens; les *Gautier* et *Larrat* faire des merveilles avec les courants continus, statiques, à hautes fréquences, alternatifs dans l'eau et suivis dans cette voie par la majorité des médecins électriciens. Mais alors que devient la « localisation du courant », la seule théorie admissible, quand on ne veut pas admettre la mienne, la seule logique puisqu'elle porte à électriser scrupuleusement le point malade ? Ce n'est pas avec les grandes plaques des courants continus, que vous prétendez faire de « la localisation », pas plus qu'avec la douche mise en présence du tabouret et qui inonde le sujet de courants électriques ? Pas davantage sans doute, avec la baignoire dans laquelle le courant agit d'une façon déterminée, c'est vrai, mais dans un point toujours assez vaste, puisque les électrodes sont de certaines surfaces ?

Alors que veulent dire toutes ces contradictions ? Vos principes n'en seraient-ils donc pas ? Vos procédés ne constitueraient-ils qu'une vaste formule empirique ?

Croyez-moi, Messieurs, tant que vous donnerez aux appareils d'électricité et à la manière de les appliquer une autorité quelconque en électrothérapie, tant que vous ne vous déclarerez pas les humbles serviteurs de « l'Electricité » (1) sans restriction, vous serez toujours en contradiction, non seulement avec vos collègues, mais encore avec vous-mêmes ?

Et puisque *Duchenne* a fait son temps, puisque vous l'abandonnez, hypocritement il est vrai, mais puisqu'en somme vous abandonnez ses lois, choisissez une fois pour toutes des lois simples et précises qui vous laissent maîtres chez vous, et qui vous permettent de vous faire comprendre de tous ceux qui veulent vous imiter.

Duchenne, le courant d'induction et l'électrothérapie actuelle.

Nous avons présumé que *Duchenne* entraîné par les conséquences de l'électro diagnostic lui amenant des modifications heureuses, inattendues, des parties électrisées, avait tout bonnement conclu à l'application de son électricité intermittente à la tonicité des muscles et à la régénération des parties affectées.

(1) Réflexion dans l'électricité et la thérapeutique moderne à la suite de démonstrations pratiques.

S'est-il jamais demandé pourquoi il fallait faire danser un muscle pour le tonifier? Nous n'en avons nulle part trouvé la raison, c'est l'usage en électrothérapie (1).

Cependant, *Duchenne* paraît raisonner, nous lui reconnaissons même ailleurs ce mérite.

Pourquoi des lacunes semblables ? Quand avec la médecine ordinaire, une affection quelconque est généralement traitée par le repos, la tranquillité ; pourquoi n'a-t-on jamais fait le rapprochement des deux méthodes pour faire abandon de l'une d'elles?

Si vraiment *Duchenne* a raison, il faut que rhumatisants, goutteux, etc., se voient condamnés à la marche, à la gymnastique, à tous les sports où l'organisme donne son maximum d'efforts.

Pourquoi le courant d'induction doit être théoriquement banni de la pratique.

Hélas, je crains bien de pouvoir démontrer une fois de plus que *Duchenne* a tort !

Pourquoi, en effet, signale-t-il des accidents dans ses applications ? Pourquoi redoute-t-on la contracture dans certains abus du courant ?

C'est que l'on insiste pour le travail d'un organe qui demanderait à reconquérir toute sa vitalité normale avant toute agitation, toute fatigue. A-t-on jamais eu des contractures avec les courants continus ? Je n'en connais pour ma part aucun cas, et logiquement, c'est impossible. Donc, en principe, le courant d'induction doit être rejeté de tout organe anémié, atrophié, malade en un mot.

J'ai démontré ailleurs, que le courant d'induction était impuissant, dans certains cas, à produire l'effet désiré ; j'ai dé-

(1) Les principes généraux, ainsi que je l'ai démontré, sont tellement illogiques ou faux qu'ils défendent toute adaptation d'une méthode quelconque. Tout est empirisme, confusion et ce résultat déplorable est un embarras pour l'étude de la question.

montré que *Duchenne* avait été amené à prétendre que le courant électrique n'avait aucune influence sur les viscères; c'est qu'à son courant d'induction, quelque puissant qu'il fût, il manquait une qualité essentielle, « la quantité », c'est-à-dire la masse d'électricité qui sature l'organe et ses nombreux muscles et que produit une batterie de piles, amenée à une tension suffisante, pour vaincre la résistance des tissus.

Car, si par un artifice physique, le courant d'induction qui a comme source, le plus généralement, une pile, arrive à produire sur l'organisme des effets considérables, il ne faut pas moins constater la faiblesse du courant initial et si nous admettons, comme nous y sommes forcés par mes principes et mes formules que l'électricité seule agit sur la vitalité des organes, nous sommes amenés à proscrire encore le courant d'induction.

Pourquoi le courant d'induction est resté dans la pratique.

Pourquoi a-t-on continué l'emploi de l'induction, quand après les travaux de *Remak*, les courants continus avaient été mis en lumière? Comme toujours, on n'en sait rien. Personne n'a jamais réfléchi à cette question. Ainsi, le Dr *Bordier* quand il s'écrie après de belles périodes dans lesquelles physique (1), chimie, formules, algèbre, arithmétique, sont mis en branle (je me demande pourquoi en constatant le résultat), quand, dis-je, le Dr *Bordier* s'écrie : Je prendrai des appareils puissants parce que *Duchenne* les employait ainsi. Quelle science, quelle logique !

Je crois pouvoir expliquer le pourquoi sans formules,

(1) Et encore s'il prenait les appareils de *Duchenne*, ses combinaisons dont il reconnait la puissance curative ; Ah bast ! Il lui faut un appareil à lui, des longueurs de fils à lui..... Tout est comme cela en électrothérapie et les plus bruyants représentants ne sont que des brouillons ! Voilà l'une des raisons pour lesquelles ils sont incompris !

sans chiffres, sans appel à toutes les sciences connues :

Le courant d'induction est amusant, suggestif. Voyez, dit l'opérateur comme vos muscles obéissent bien au courant. Oh, s'écrie le sujet, que c'est drôle! tiens, voilà mon doigt qui se lève! tiens mon index qui se plie! ah! et mon poignet! Ah que c'est drôle! ce que c'est que l'électricité! Comme il faut la connaître! et cette phrase est accompagnée d'un regard composé d'admiration et de reconnaissance envers le Dieu dispensateur d'une telle puissance; et l'opérateur insiste, il augmente son courant, il accentue ses effets... le sujet a des éclats de rire nerveux; le pontife perd de son austérité, le rire le gagne, il insiste encore, il augmente toujours, jusqu'à ce que l'effroi, la douleur ou l'angoisse du sujet le rappelle à la réalité.

Si l'on se trouve en présence d'une galerie, c'est encore pis. N'ai-je pas vu cela cent fois, mille fois, et peut-on s'en défendre. C'est humain!

Mais qu'a-t'on fait, en somme? Une application maladroite, déraisonnable, condamnée même par les premiers effets, alors que l'opérateur était en possession de lui-même!

Je connais des cliniques de médecins (qui n'en sont pas), dans lesquelles les cris, les plaintes, les gémissements sont à l'état constant. Qu'est-ce donc! un « abattoir » humain! Non, on procède simplement à des applications de courant d'induction, et l'opérateur d'un talent « commercial » incontestable, sait bien qu'il s'impose ainsi à ses naïfs sujets, pour ne pas dire plus!

Puis le courant d'induction est plus commode; il n'a qu'une seule pile, le volume est restreint, l'entretien insignifiant.

Puis les résultats acquis!

Puis enfin, mon principe qui veut, que « l'électricité » seule agisse d'où qu'elle vienne, que son action soit au plus nulle, quel que soit l'abus (1) qu'on puisse en faire!

(1) J'ai connu plusieurs goutteux qui se faisaient appliquer des courants électriques pendant 6 et 8 heures chaque jour et cela pendant des années et qui n'en ont jamais éprouvé que du soulagement.

Pourquoi le courant d'induction s'impose

J'ajouterai que le courant d'induction s'impose presque dans l'électrisation interne des organes, à cause de l'absence totale de l'action chimique : l'uréthre dans l'incontinence et la rétention d'urine.

Le larynx dans la paralysie des cordes vocales.

Le rectum ou l'anus dans l'atrophie ou la paralysie de l'organe et de ses annexes.

Et même dans le cas des modifications de l'épiderme (traitement de la Beauté).

Donc, l'appareil d'induction a toujours sa raison d'être (1), mais j'espère avoir assez bien défini son rôle pourqu'en présence de certains cas, où la guérison seule est en jeu, on lui préfère le courant continu.

(1) Le Dr Bordier conseille l'emploi de 6 piles genre Leclanché pour alimenter son appareil d'induction. Sans compter les inconvénients mécaniques d'une telle source, il reste toujours dans cette erreur incompréhensible qui consiste à vouloir absolument faire sauter le muscle pour le guérir.

Pourquoi, puisqu'il recherche la « quantité », ne pas arriver résolument à l'emploi des courants continus, dans lesquels la quantité n'est contrariée par aucun artifice ? Nous nous trouvons toujours en présence de ce principe si naïvement exprimé : je fais ainsi pour imiter Duchenne — ce qui n'est nullement exact, puisque Duchenne n'avait jamais comme source plus de deux piles — et qu'il attendait surtout ses résultats de son fil induit très exagéré.

Cette confusion ou l'ignorance que je signale comme régnant dans l'électrothérapie se manifeste partout, on le voit. Ainsi voilà des électriciens qui possèdent des batteries de 100 accumulateurs, 150 piles Leclanché, 200 piles au sulfate de cuivre (cette électricité n'est pas la même que l'autre, pense, sans oser l'affirmer, le professeur B..., cela se sent dans sa conversation), des dynamos de 20 chevaux, etc. Voilà, dis-je des électriciens possédant des installations ridiculement inutiles, qui s'ingénient à augmenter la source de leur bobine d'induction, au lieu de recourir à ces masses d'électricité qui paraissent, au premier abord, répondre à leurs désiderata.

Appareils classiques

Figures complémentaires du chapitre suivant :
Mes principes, leur conséquence, l'électricité dans ses rapports avec l'économie

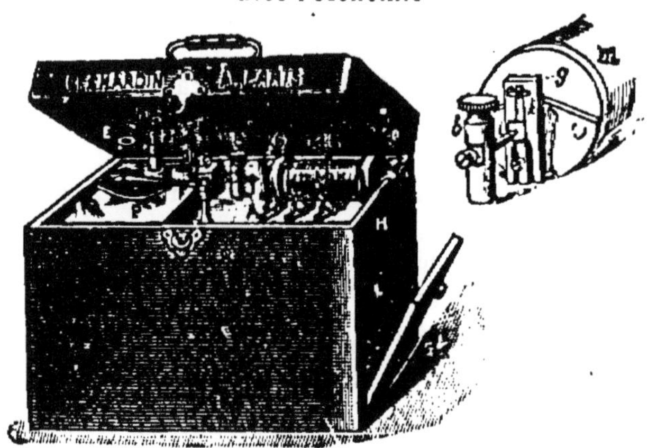

Fig. 4

Cet appareil autrefois connu sous le nom de n° 5, est de notoriété indiscutable. C'est le modèle qui a certainement excité le plus grand nombre de plagiaires (1), cette plaie de notre époque où l'honnêteté n'a plus de sens exact. Cependant, il est facile de constater que ce modèle a toujours subi chez moi des modifications heureuses, et encore aujourd'hui, alors que j'étais convaincu de sa perfection, sa pile vient de recevoir deux additions des plus importantes. C'est ce soin minutieux dans la construction de ces appareils, qui en augmente chaque année considérablement la vente. L'année 1902 verra cette fabrication accrue de plusieurs milliers ! J'espère que le public malade, au lieu d'écouter les théories fantaisistes des électriciens titrés, se contentera simplement du souvenir et de la reconnaissance. Il s'en trouvera bien !

(1) Plusieurs maisons ont été ou seront condamnées à des indemnités sérieuses, pour vente, sous la protection de mon nom, des systèmes analogues aux miens.

Appareils classiques

Figures explicatives du chapitre suivant : « l'Electricité dans ses rapports avec l'Economie, »

Appareil d'induction

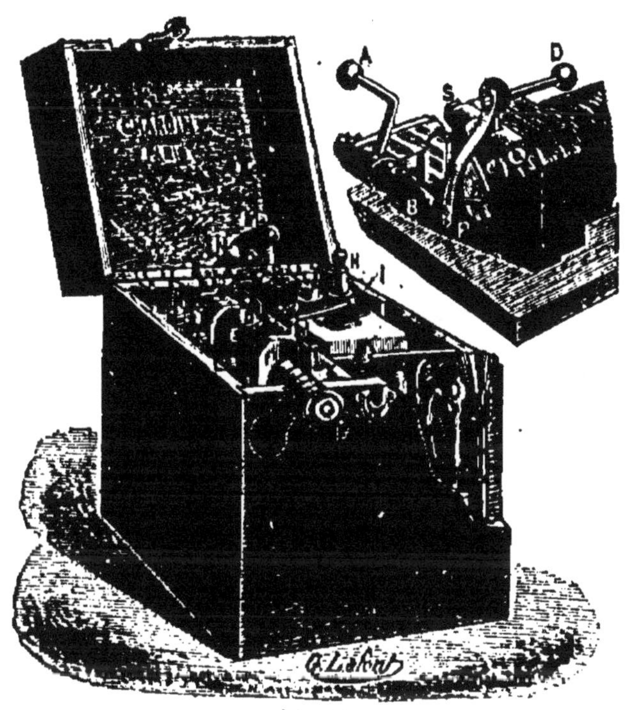

Fig. 6

Appareil quelconque dont toutes les complications qui répondent aux théories et aux prétentions actuelles, pourraient disparaître et laisser un modèle de simplicité merveilleuse offrant les mêmes propriétés curatives.

Pendant combien de temps faudra-t-il encore attendre l'application de mes principes et la vérité sur les régimes électriques !

Appareil à courant continu
Modèle de 1902 (déposé).

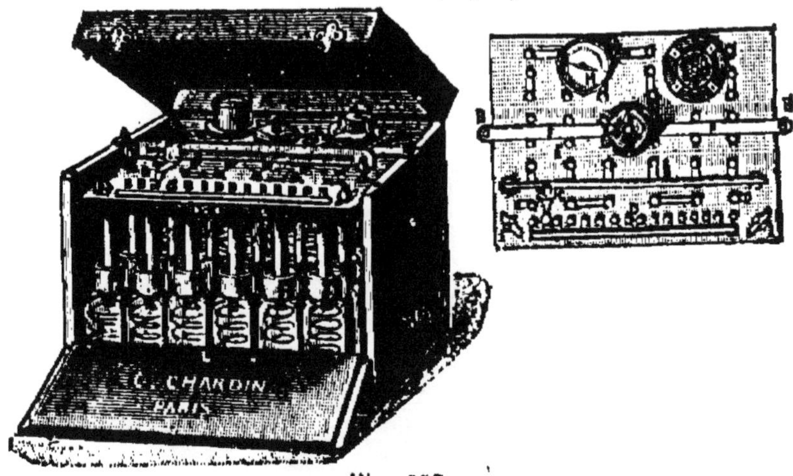

Fig. 337.

Je dis page 81, à propos de mes appareils à « flotteurs de *Chardin* » que ce modèle devenu classique est usité dans le monde entier.

Cependant, ces flotteurs prenaient une place importante et augmentaient le volume total de l'appareil. Tout en démontrant l'état d'infériorité de mes plagiaires (1), j'ai doté la médecine du modèle le plus restreint qu'il soit possible d'imaginer, et en conservant les qualités de perfection et de durée qui constituent la supériorité de mes appareils à flotteurs sur tous leurs congénères.

La fermeture automatique est obtenue au moyen d'un chapeau actionné par un ressort métallique rendu invulnérable à la solution contenue dans le vase.

Mes appareils demandent réellement le minimum d'entretien !

Ils présentent aussi, par l'application de mes principes, le minimum de prix.

(1) Nos plus grandes maisons empruntent mes principes (déposés à l'Académie des Sciences). Certaines maisons, mais d'ordre particulier, possèdent même des catalogues qui paraissent être copiés presque entièrement sur le mien.

Appareils classiques (Suite).

Figures explicatives du chapitre suivant : « l'électricité dans ses rapports avec l'économie. »

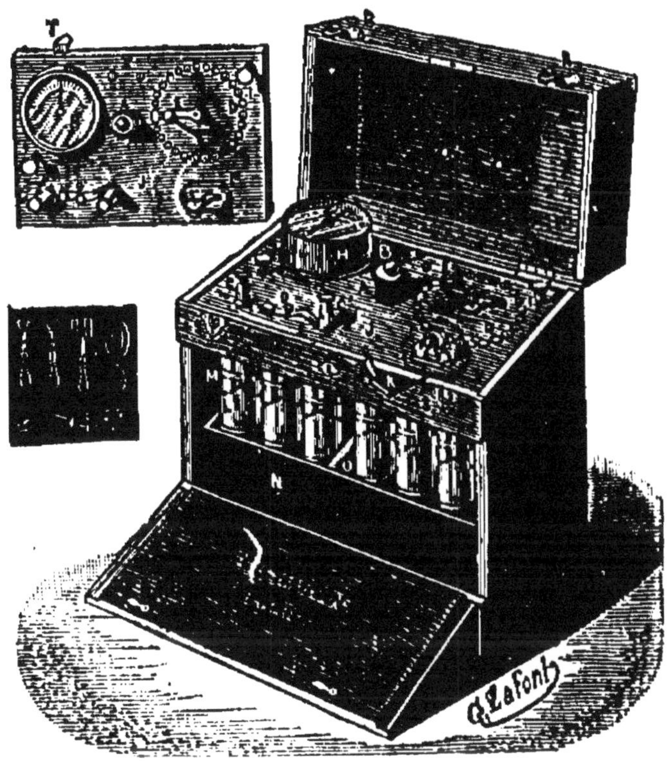

Fig. 507

Appareil à courants continus ; au bi-sulfate de mercure, dit « à flotteurs de Chardin », type classique dont on a tourné le principe dans toutes les fabrications du monde entier.

Ces appareils ont permis la vulgarisation des courants continus. Ils sont un défi constant à ces installations monstrueuses des médecins dits « spécialistes électriciens », en démontrant l'inutilité de leurs batteries monumentales, qui n'ont jamais pu donner un résultat spécial.

Trousse spéciale complète (déposée)

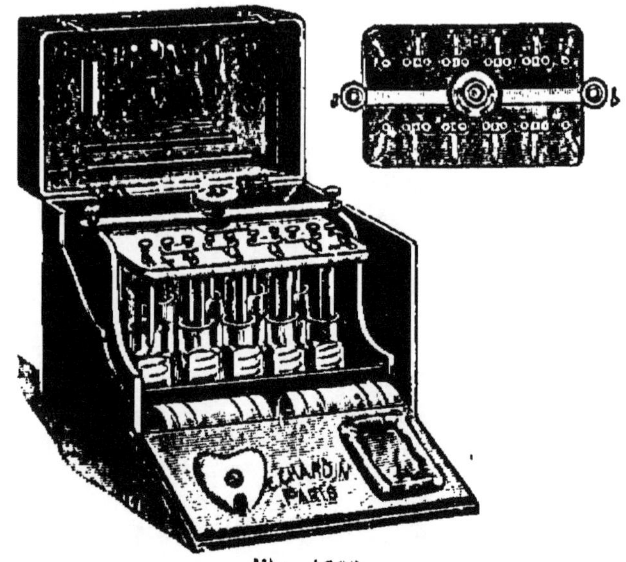

Fig. 1009

Trousse complète contenant tous les instruments nécessaires.

Comme tous les principes simples et logiques doivent être fatalement victimes de quelque ignorant ou de quelque sectaire, il a fallu qu'un électricien trouve le moyen de jeter le trouble dans les opinions, en affirmant la possibilité de faire l'épilation « en rendant le poil conducteur » Prétention d'autant plus absurde que, dans ce cas, l'électricité deviendrait inutile. Un produit chimique approprié pourrait être poussé dans le canal et se charger lui-même de la destruction. Ce serait beaucoup plus simple et le croquemitaine (l'électricité) serait relégué dans les accessoires de fantaisie. Il ne peut logiquement, théoriquement en être ainsi! Quel sentiment pousse donc les sectaires à compliquer des choses si simples? Toute réflexion doit être défendue sous peine d'arriver à se montrer sévère!

Appareils classiques (Suite).

Figures explicatives du chapitre suivant : « l'électricité dans ses rapports avec l'économie. »

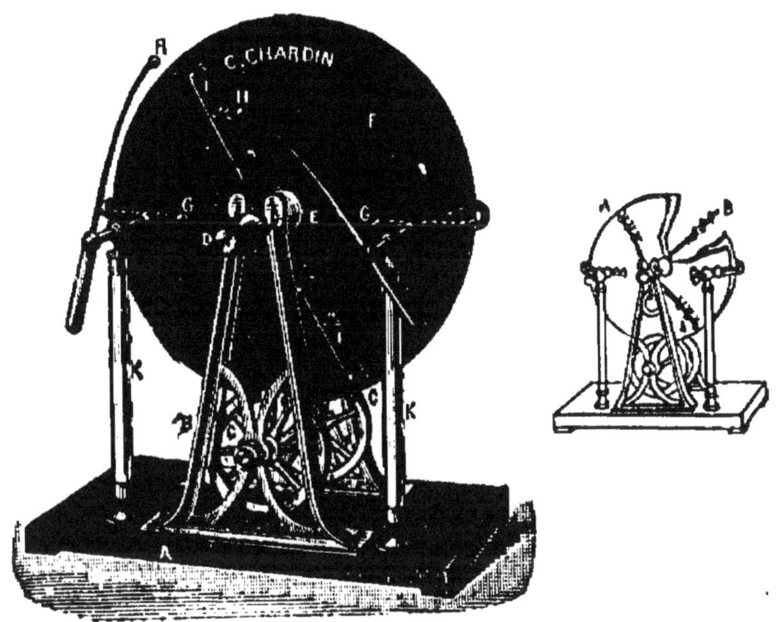

Fig. 58 Fig. 1110

Machine statique dite de « Wimshurst » principalement employée dans les actions générales, dans le but de faciliter l'application du courant.

Je sais appliquer les courants statiques, me déclarait un jour un élève en voie de se dire « électricien spécialiste ». Je n'ai pas pu savoir ce qu'il entendait par là. J'ai vu une guérison merveilleuse chez un enfant de 10 ans, aux muscles atrophiés, flasques, ne pouvant rester debout : bien portant d'ailleurs; j'avais ordonné la douche; la mère (l'opérateur) tournait la manivelle pendant 1 heure environ chaque jour. Je ne jugeai même pas nécessaire de voir comment elle s'y prenait, l'enfant déclarant bien ressentir le courant d'ailleurs facile à constater. Je défie même le service de la Salpêtrière, malgré toute sa haute compétence, sa science irrécusable, dit-on, d'obtenir jamais un tel résultat, avec ses gestes étudiés et ses grandes manières extra-scientifiques!

Il faut deux ans, me dit-on, dans les classes bordelaises, pour faire un électricien: j'en improvise tous les jours en quelques secondes; il est vrai que leur esprit n'est pas obscurci, encombré par ces théories subversives de tout bon sens.

Galvanomètres divers

Le galvanoscope donne l'intensité du courant par degrés fantaisistes. Mais ces degrés sont ramenés à une valeur connue (milli-ampères), au moyen d'un tableau des rapports entre ces deux unités. L'aiguille doit être amenée au zéro avant toute action: elle suit le méridien magnétique. Le défaut capital est que cet appareil ne peut mesurer des courants au-dessus de 30 m-a.

Galvanoscope

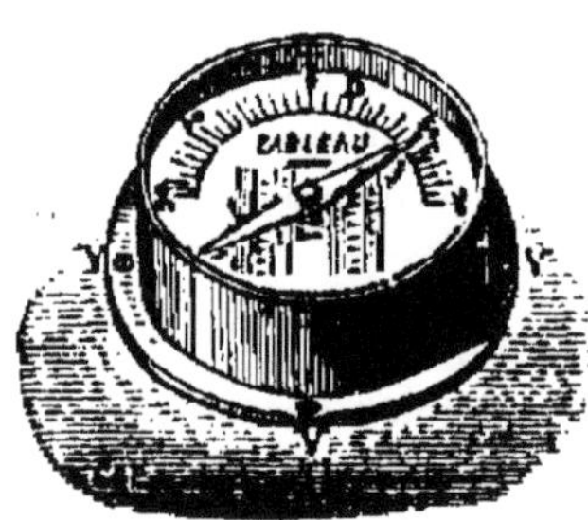

Fig. 90

Galvanomètre d'intensité divisé en milli-ampères

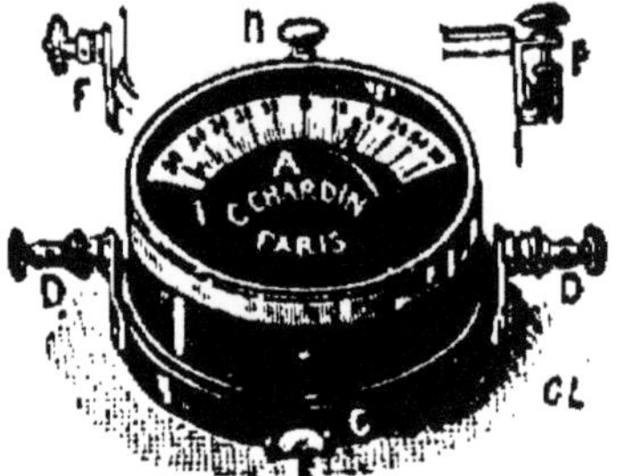

Fig. 91

Le galvanomètre d'intensité donne les mesures par milli-ampères. L'aiguille doit être mise à zéro.

Les oscillations sont inévitables.

Galvanomètre apériodique

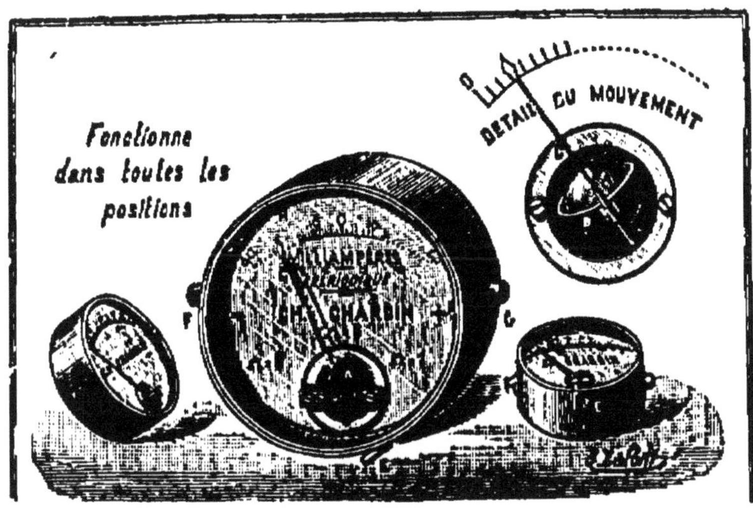

Fig. 92

Le galvanomètre apériodique donne l'intensité par milli-ampère et peut mesurer de 1/10 à 250 m a. C'est un appareil précis. L'aiguille n'a pas à subir d'orientation et se met sur le point à déterminer sans aucune oscillation.

J'ai démontré souvent que le galvanomètre ne devait pas être exalté dans son rôle en thérapeutique. Page 101, je dénonce à l'attention des praticiens, deux auteurs dangereux : Apostoli qui exagérait volontiers les chiffres déjà illogiques de ses applications ; Fort qui présente le défaut contraire et est plus dangereux que le premier.

Je connais un certain nombre de médecins ayant échoué dans l'électrolyse de l'urèthre, parce qu'ils n'avaient pas osé dépasser les limites indiquées par l'auteur. J'en ai profité d'ailleurs pour leur indiquer l'esprit exact d'une intervention (très important à lire dans « l'Electricité et la Thérapeutique moderne »).

Nota. — L'appareil à courants continus (fig. 337, page 80), est le dernier mot de la pile réduite, légère, tout en conservant la même puissance et la même durée que les autres.

Traitement du visage (Beauté). Trousse complète

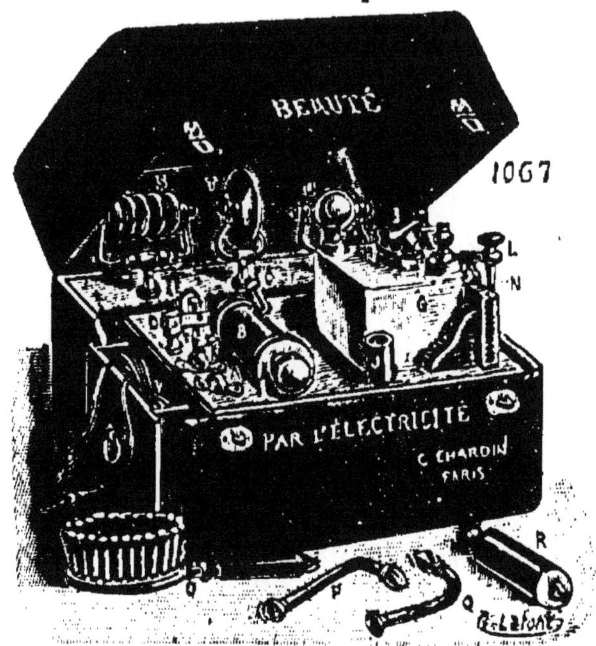

Fig. 1067
Ces appareils ont pris place dans les meilleurs cabinets.

Par suite de la leçon bien méritée que l'épilation a donnée au monde médical (1), le traitement de l'épiderme a été entrepris immédiatement par beaucoup de médecins. Peut-on compter

(1) Les médecins se défendirent de l'épilation, comme si cette pratique était indigne de leur ministère. Est-il donc si majestueux quand il incise un furoncle, par exemple!... Et quand ils s'aperçurent que suivant mon pronostic, l'épilation donnait des fortunes à de simples particuliers, baptisés par eux mêmes du nom de spécialistes, ils voulurent l'entreprendre, mais le pli était pris. Le public est un vrai troupeau de Panurge, il faut savoir lui montrer son chemin au début d'une question !

sur des résultats, me demande-t-on fréquemment. Oui, certes, mais il faut de nombreuses et longues séances, et le plus logique est que le médecin serve seulement de conseil au sujet ; ce traitement doit faire partie intégrante des soins multiples du cabinet de toilette.

Il faudrait aussi considérer qu'il doit constituer un traitement préventif : la femme de théâtre qui abuse tous les jours de certains muscles, devrait chaque soir en réparer les exagérations ; non seulement le jeu journalier y gagnerait en souplesse et en obéissance, mais l'avenir se montrerait beaucoup plus clément. Déjà le larynx est traité journellement chez les meilleurs et auteurs, l'épiderme ne serait qu'une petite addition.

Ce traitement d'ailleurs conduit directement à l'amaigrissement de certaines parties hypertrophiées. Il m'a été donné de diriger de royaux sujets dans ces traitements divers avec un succès complet, et un peu de persévérance, d'autant plus facile dans ces milieux inoccupés. J'ai suivi avec un vif intérêt la lutte de nos petits appareils contre l'empâtement du visage appelé par les veilles, les excès de tous genres, conséquences de cette « liberté » esclave de l'entourage et de ses exigences. Madame la Duchesse de L...., l'une des plus belles femmes de la cour de Russie, ne manquait jamais, dans ses voyages en France, de m'appeler pour des constatations des plus intéressantes. Dans un dernier voyage, elle jugea à propos de se mettre dans les mains d'un spécialiste alors en renom. Je la condamnai et ne me trompai malheureusement pas. Son imagination active et inoccupée la poussait à se trouver chaque jour une maladie nouvelle. Quand ce fut le tour de l'utérus, elle trouva à qui parler ! Traitée sans cause par une méthode excentrique et d'une exagération absurde, elle succomba.

MES PRINCIPES

Leurs conséquences pour l'Electrité dans ses rapports avec l'économie.

J'extrais de ma précédente publication *L'Électricité et la Médecine moderne* les principes suivants :

« Le corps humain est un faisceau de fils conducteurs qui subissent les lois communes de conductibilité.

« Toute modification dans l'économie est accompagnée d'un changement dans l'état électrique et entraîne une modification de la conductibilité générale.

Lois

L'action du courant électrique est en raison directe de la conductibilité des tissus.

Conséquences

Le tissu sain est saturé d'électricité naturelle et, en véritable accumulateur, se montre rebelle à toute intervention compensatrice extérieure.

Le tissu malade, au contraire, a perdu tout ou partie de son fluide naturel et accepte une intervention (1), je ne parle pas, avec intention, de l'action purement mécanique du courant (lavement électrique); on a compris que le courant, en présence des muscles à peine malades, agit comme sur les

(1) Ce qui m'a fait dire que le muscle atrophié est devenu meilleur conducteur du courant, et que son amélioration est la conséquence de la modification de sa conductibilité, celle-ci est indiquée par sa rébellion progressive contre le courant électrique.

muscles sains et mauvais conducteurs, c'est-à-dire les excite à manifester contre l'intervention intempestive du courant.

Action réelle du courant électrique

En résumé, le courant électrique agit de trois façons;

1° Par la reconstitution de l'état électrique de l'organisme, état nécessaire à l'équilibre général.

2. Par une action chimique en modifiant les éléments constitutifs et en rendant ainsi l'énergie normale aux parties oisives.

3. Par une action excitante, en agissant sur les muscles des vaisseaux et en rendant les échanges sanguins plus fréquents et plus actifs, les rendant même obligatoires dans les parties malades dont la stagnation est l'une des causes morbides.

Il résulte de ces lois, au point de vue de l'application du courant;

1° Que le courant doit toujours circuler facilement dans les tissus et que pour cela, il est tout indiqué de multiplier les surfaces d'application;

2° Qu'il suffit de placer les électrodes en des points les plus éloignés possibles du point intéressant, pour être certain d'intéresser ce point et ses annexes (1) (voir les figures à la fin).

(1) *Duchenne* reconnaît « que l'influence de l'excitation générale « peut se faire sentir sur tel ou tel organe suivant les dispositions « individuelles... que dans l'aménorrhée, la menstruation revient « ou se modifie par la galvanisation. »

C'est comme à regret que *Duchenne* constate ce fait, qui contredit d'une façon si brutale sa théorie des localisations; et combien devait-il tenir à cette théorie, pour ne pas accepter d'emblée, comme règle générale ce qu'il donne comme exception, car enfin, j'admets difficilement qu'une observation de cette importance ne lui ait pas ouvert les yeux! Il fait encore remarquer qu'il est facile de constater des troubles fonctionnels de la sensibilité, de la calorification et de la circulation veineuses des régions voisines du muscle lésé. Que devient la localisation!

3° Que dans la généralité des cas, la modification de l'économie se produisant lentement, il est logique d'admettre que la reconstitution de l'état primitif s'opère dans les mêmes conditions.

L'étude de *Duchenne* et l'analyse de ses nombreuses observations, nous ont conduit à la confirmation absolue de ces principes et nous ne trouvons à y ajouter que quelques pensées concernant et expliquant l'action des divers courants.

L'action chimique de l'électricité, son influence sur l'économie générale

L'action chimique du courant qui se révèle par des décompositions organiques (électrolyse) et par des actions palpables sur des produits composés, est indiscutable.

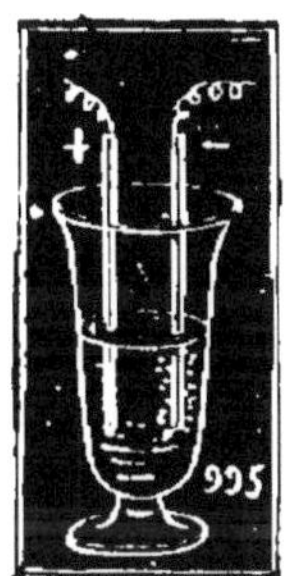

Fig. 995

Ainsi, si nous amenons dans un verre d'eau salée les deux pôles d'une pile, nous décomposons l'eau. Si l'on présente les deux pôles d'un courant sur du papier imbibé d'iodure de potassium, le papier se teinte en rouge, sous l'action du pôle positif... On a fait ainsi plusieurs sortes de papier chimique dont le premier fut annoncé par moi-même, alors que soumis à l'opinion généralisée de l'importance de la direction des courants dans l'organisme, je voulais donner au médecin la certitude de la réalisation de ce principe, au milieu des combinaisons diverses des appareils.

Exemples (extraits de l'*Electricité et la Thérapeutique moderne*) **de l'action électrolytique du courant, donnés aux spécialistes de l'urèthre, qui ignorent souvent ce qu'ils font.**

Électrolyse positive. **Électrolyse négative.**

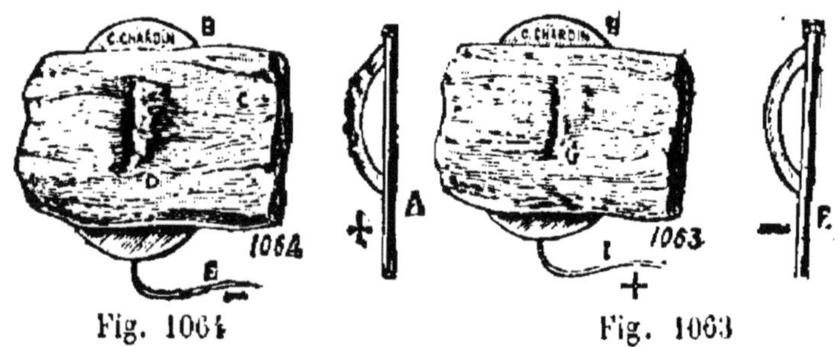

Fig. 1064 Fig. 1063

L'action chimique du courant continu est manifeste : un seul élément, quelque minime ou quelque usé qu'il soit, donne une action chimique : *l'action chimique est inhérente à l'emploi direct d'une source d'électricité* (1) ? Deux métaux séparés : argent, cuivre ou zinc, placés sur la peau donnent un courant : (2) l'ensemble de la combinaison (épiderme et métaux) formant une sorte de pile Volta.

(1) Nous avons critiqué souvent *Onimus* d'avoir écrit qu'il possédait une pile « sans action chimique. » Avions-nous raison ? Si l'on ne peut s'entendre sur des phénomènes de ce genre, comment veut-on se comprendre, quand il s'agit du courant perdu dans les tissus ?

(2) Ne pas confondre ce système avec les plaques de tous genres, soudées entre elles, les fils tissés ensemble, les porte-plumes, anneaux, plaques, cette foule d'appareils imaginés pour voler le public ! — qui ne donnent aucun courant du fait même de leur réunion. Ainsi, prenons du zinc et du cuivre, plaçons-les sur la peau, réunissons-les à un galvanomètre très sensible : c'est une pile dont l'élément chimique

On peut donc conclure que cette même action agit sur l'élément sanguin pour le reconstituer : Ce n'est d'ailleurs pas discuté, mais il manquait comme toujours un élément palpable de comparaison, un rapprochement démonstratif qui permette à l'esprit de considérer un fait et non une hypotèse.

Les courants alternatifs de tous genres ; induction et ses dérivés, ne produisent pas d'action chimique appréciable. Le courant statique est un courant continu. Certaines machines présentent mêmes des pôles invariables, et n'était son essence particulière qui se traduit par une « tension » excessive dominant et annihilant pour ainsi dire la « quantité » sa démonstration pourrait être tout aussi évidente que pour le courant continu. Peut être, dans les combinaisons auxquelles doivent donner lieu la rencontre des flots sanguins et du courant électrique, existe-t-il certains effets chimiques, nous sommes bien portés à le croire, mais nous ne pouvons le démontrer.

Alors, MM. les électriciens, pourquoi dans un organisme à reconstituer, dans l'anémie, par exemple, pourquoi utilisez-vous tous les courants, sauf le courant continu, sans doute par commodité ?... Il faudrait le dire. Réaliser la figure 455 qui suit, c'est-à-dire multiplier les entrées du courant dans l'organisme heurterait vos occupations multiples et vous rabaisserait peut-être ? C'est moins suggestif, en effet, que la baguette que l'on tient dans la main. C'est moins brillant que ces boutons que l'on tourne, produisant lumière, foudre (en petit), crépitements, etc... Mais combien est-ce plus logique ! Vous n'aimez pas le logique, vous fuyez le raisonnement, c'est entendu ; mais il faut bien cependant se rappeler que dans tout ce fatras d'idées sans principes, il y a une victime

est fourni par l'épiderme, et, relativement énergique, si l'épiderme est en sudation : l'aiguille du galvanomètre dévie sensiblement. Sans rien changer au dispositif, amenons les deux métaux au contact, l'aiguille du galvanomètre revient à zéro.

(1) Je défends toujours l'électricité en dépit de toute considération on le sait, regrettant sincèrement de prendre à partie mes propres essais !

l'Electricité, de laquelle on dit : dans tel cas, elle n'a pas d'action, tout bonnement parce que l'on ne fait pas ce qu'il faut, ce que commande le bon sens en un mot !

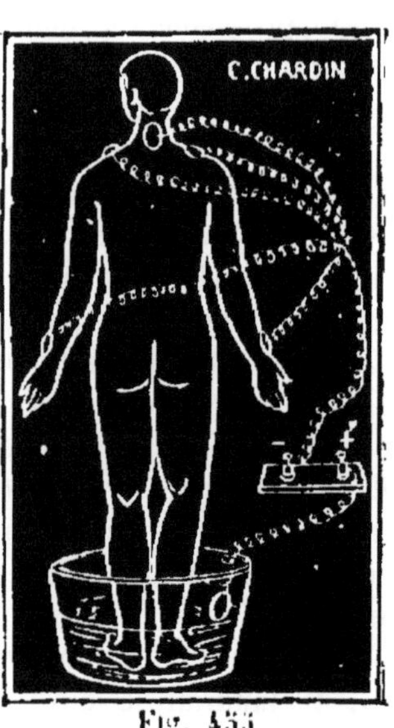

Fig. 455

M. le Dr *Bordier* que je prends à partie page 65 à propos des succès de *Duchenne* de Boulogne, trouvera dans cette observation, une explication bien simple et bien logique de ses succès tant désirés ; *Duchenne* avait confiance dans son courant d'induction et non seulement il l'appliquait lui-même, mais il eût considéré comme un crime de le remplacer par un congénère quelconque. Il n'aurait certes pas, comme ses apôtres, employé un courant de haute fréquence à la place des courants continus dans une affection générale, où le raisonnement lui avait indiqué la différence d'action que je signale plus haut (1).

(1) On verra en plusieurs endroits, mon éloignement momentané des courants de haute fréquence (j'attends toujours leurs preuves). Cette masse d'électricité dont on environne le sujet, est pour moi, un non-sens, je dirai même une absurdité. Voyez donc, en effet, le malade,

L'électricité dans ses rapports avec l'économie. Règles concernant son application

La base de toutes les actions générales ou particulières du courant électrique, est l'*électricité*.

Le but d'une intervention est d'abord la régénération de l'organe, *d'où l'emploi du courant continu*.

Quand un organe a repris toute sa tonicité ou une partie de cette tonicité, il peut être impunément agité, tourmenté, si vraiment c'est utile :

Courants continus interrompus, courants interrompus de tous genres (induction, statique, etc.).

Quand une partie limitée du corps humain est malade, l'action peut être concentrée dans le voisinage de ce point, et jamais sur ce point (1). Courants continus — induction. Courants interrompus de tous genres.

Quand un point de l'organisme est malade, tuméfié, modifié en un mot dans son état pathologique, il est évident que l'on se trouve en présence d'une mauvaise circulation sanguine : Exemple, l'utérus dans ces modifications superficielles, ces *ostéites* (voir page 98), qui entraînent généralement des

par un temps d'orage, son trouble, son angoisse, son malaise ! Alors, au lieu de soigner n'exagérez-vous pas le mal ? Comptez-vous donc sur la réaction, le bien être consécutif à l'action, pour donner une illusion au sujet ? Sans doute. Alors, permettez-moi de me demander (je ne vous adresse pas la question, puisque vous négligeriez par principe, d'y répondre), permettez-moi donc, de me demander, dis-je, si chaque jour un neurasthénique, un paralytique, était soumis à l'action d'un orage, l'organisme ne s'en fatiguerait pas promptement ?

Le médecin électricien adopte tous ces systèmes, parce que c'est la mode, il croit les affirmations de gens intéressés à les faire vendre et il néglige de raisonner; il oublie le grand principe qui en souffrirait : l'électricité, qui n'échappe à ces mutilations que par sa vitalité immanente !

(1) Un point malade, douloureux, n'est souvent que le résultat d'une affection plus générale ; il est donc logique de donner au courant toute facilité pour son action régénératrice.

interventions chirurgicales; curetage, grattage, etc., le courant électrique agit alors comme reconstituant des vaisseaux sanguins et comme excitant de ces mêmes vaisseaux : c'est ce qui explique l'action des courants dans les hémorrhagies utérines par exemple : la gymnastique musculaire des canaux sanguins les incite à une circulation plus active, anormale même momentanément et oblige ceux qui ont perdu leur contractibilité normale à la recouvrer instantanément, et à reprendre en quelques jours leur rythme régulier, leur spasme habituel un instant interrompu.

Quand l'affection est généralisée (neurasthénie, anémie), l'action du courant peut être générale avec pénétrations multiples : courants continus interrompus. Courants statiques. Bains de baignoire.

Quand on veut faire intervenir le courant électrique comme gymnastique si l'on se trouve en présence des muscles striés, volontaires, (voir muscles page 31), le courant d'induction peut-être suffisant *parce que* ces muscles agissent toujours dans des milieux relativement restreints.

Quand on veut agir sur les muscles involontaires, à fibres lisses, qui commandent à peu près tous les organes internes, les viscères, il faut le courant continu *parce que* ces muscles forment généralement des masses intéressant le même organe et qu'il faut une saturation du muscle pour en obtenir la contraction, la rébellion.

Quand on veut agir dans un canal ou sur les muqueuses (l'urèthre, le larynx) sans provoquer d'action chimique ou l'électrolyse de ces muqueuses, il faut avoir recours au courant d'induction, parce qu'il ne produit pas de décomposition.

Quand on veut agir sur l'épiderme (traitement dit de la beauté), que cherche-t-on, en réalité ?... à provoquer une circulation plus abondante des vaisseaux, à en reconstituer l'énergie nerveuse s'ils sont affaissés ou même gênés dans leurs expansions rythmées par des parties voisines hyperthrophiées, on prétend, en un mot, modifier l'induration des parties atteintes ; le courant d'induction est indiqué par les mêmes raisons que ci-dessus.

Je crois avoir réalisé, par ce court exposé, un point important, comblé une lacune gênante, et je ne sache pas qu'aucun ouvrage, « Précis ou autres », y ait jamais songé.

L'électricité réduite à son rôle exact. — Simplification des principes. — Education prompte et définitive du médecin.

Dans « l'Electricité et la Thérapeutique moderne » je démontre au médecin combien il est dans l'erreur en acceptant, si difficilement les secours de l'électricité (1). Dans ce cadre spécial, je vais seulement lui faire remarquer combien je lui ai simplifié les applications. Il ne lui restera à apprendre que le fonctionnement de l'appareil. Je conclus d'avance que tout médecin sera électricien puisque nos appareils simplifiés, rendus pratiques, sont placés depuis longtemps dans les mains de tout le monde.

J'ai établi d'une façon définitive à propos du courant de *Duchenne* l'action exacte du courant électrique en la limitant à l'activité de la circulation par son influence sur le tissu musculaire veineux (2).

(1) Je lui simplifiais déjà la question au point de la rendre presque immédiatement assimilable, j'avais alors le souci des grands principes de Duchenne dont je n'avais pas encore écarté le voile trompeur. On se laisse facilement influencer par l'esprit vindicatif ou illuminé, qui affirme un fait dont on ne peut voir la contre-partie ou l'erreur qu'avec le temps. Aujourd'hui que j'ai démontré par les observations de Duchenne lui-même toute son erreur, je regarde en face tous nos doctrinaires, et je conclus à leur insuffisance !

(2) Ce que je dis plus loin de l'action de l'électricité sur les muscles des viscères, fait comprendre cette action moins démonstrative, moins palpable sur les muscles des vaisseaux sanguins.

J'ai conclu à la modification des parties affectées, par un retour à un fonctionnement normal des divers éléments qui le composent (1).

J'ai déterminé le rôle du muscle en présence de l'électricité ; *j'ai fait remarquer* que les viscères jouissaient des mêmes avantages que les autres organes, et fait comprendre ainsi le rôle jusqu'alors inexpliqué de l'électricité dans le lavement électrique.

J'ai démontré, en un mot, que l'électricité était une panacée!! (2).

C'est ainsi que j'explique ma prétention mal définie jusqu'alors de faire toujours l'essai de l'électricité avant toute intervention chirurgicale, dans tous les cas où le diagnostic peut se montrer hésitant et en exceptant les lésions qui établissent des solutions de continuité dans les éléments constitutifs (3).

J'ai supprimé la direction des courants, suivi dans cette voie par notre plus ancien médecin électricien.

Cette question grosse d'ennuis était d'autant plus gênante

(1) Deux cas d'ostéite : mâchoire et tibia vus dans un cabinet de l'Est ; la mâchoire était guérie; le tibia, en traitement, présentait une indépendance absolue de l'os et des tissus, une croûte épaisse de la plus saine apparence... la malade ne ressentait plus aucune douleur et faisait son service, consistant en assaut perpétuel d'escaliers d'usines « sans penser même au mal qui l'avait tenue plusieurs mois oisive. » N'y a-t-il pas dans ce fait une preuve de la modification intime de toutes les parties intéressantes?

(2) A-t-on assez plaisanté avec ce mot ! Comment peut-on admettre que tant de savants, dont quelques-uns illustres, n'aient jamais pu démontrer combien ce qualificatif ironique était vrai?

(3) Je me rappelle certain médecin enthousiaste de l'électricité, mais ne la raisonnant pas, (l'état d'esprit n'a pas changé, on le voit), et prenant malgré moi, vis-à-vis d'une compagnie de chemin de fer, l'engagement de rendre un certain blessé à la santé, quoique la lésion du muscle fût de toute évidence.... Il éprouva un gros ennui de son insuccès, il le méritait bien !

qu'elle était incompréhensible, par la bonne raison que le principe n'existe pas (1).

J'ai supprimé les difficultés de l'application, en démontrant les erreurs de *Duchenne*.

Conséquences : *application régionale et non locale*, ce qui entraîne tout tâtonnement.

J'ai démontré que tous les appareils en vogue sont la plupart inutiles, tous concordant, sans exception, à la production du seul facteur actif, « l'électricité », et j'ai réduit toutes ces combinaisons complexes actuellement en usage, au simple rôle de « commodité » d'emploi (2).

J'ai insisté autant que possible sur l'usage des appareils par le malade lui-même. *J'insiste* encore, en engageant le médecin à faire de la « médecine électrique » comme il fait de l'autre, se débarrassant ainsi de l'application dont le malade se chargera volontiers. C'est là le grand avenir de l'électricité !

J'ai démontré la futilité des observations de nos grands électriciens donnant une importance à la section ou à la longueur des fils d'une bobine.

(1) Conçoit-on que l'on puisse imposer un régime sans l'appliquer ! Cependant des spécialistes actuels jouent encore de cette complication absurde. D'ailleurs, tout est ainsi en électricité médicale. On affirme, cela suffit ! Combien serait intéressante une polémique entre l'ancienne école et la mienne... mais je comprends les difficultés qu'elle présente pour mes adversaires.

(2) Cette même observation laisse une latitude presque complète pour le choix d'un courant. Encore une question délicate dans la médecine électrique ! Quel courant doit-on employer ? C'est le point sur lequel le désaccord règne le plus généralement. Si l'on demandait à tous nos grands hommes, les *raisons de leurs préférences, soyons bien persuadés qu'ils ne pourraient les donner : ces raisons n'existent pas*, Sauf, pour les élèves de l'école de Bordeaux, qui raconteraient peut-être, qu'ils ont connu quelqu'un qui en est mort ! (voir les raisons invoquées par le Dr *Bordier* pour expliquer sa conduite envers le courant d'induction page 47). C'est démonstratif ! !

J'ai fait le même cas des variétés dans les intermittences des appareils.

Mon principe est un et invariable : faire circuler le courant sans entraves. Abandonner toute action sur la direction de l'électricité, et j'ai donné à la fin de cette étude des méthodes d'application.

J'ai du même coup évité les désillusions qui résultent toujours d'une idée mal fondée; au lieu de tout attendre d'un appareil déterminé, le docteur ne doit compter que sur son attention et ses observations! Quoi de plus simple? N'est-ce pas son rôle journalier?

J'ai débarrassé définitivement la science électrique médicale des barbares principes ressuscités sans les connaître par certains praticiens à la mémoire trop longue et trop fidèle, dans ce cas, et l'électro-puncture doit être oubliée.

J'ai permis, de concevoir qu'il est inutile de tourmenter les organes (l'utérus, par exemple) par des introductions locales d'électrodes.

J'ai démontré la préoccupation enfantine de nos maîtres, donnant de l'importance aux formes des électrodes.

J'ai posé en principe la circulation la plus large, la plus abondante du courant dans toute région affectée, et je donne, page 152 et suivantes, des modes spéciaux d'application.

J'ai ramené le rôle du galvanomètre à sa juste valeur, en faisant comprendre qu'il n'est en réalité qu'un contrôleur soumis à la « sensibilité » du sujet. J'ai suivi dans « l'Electricité et la Thérapeutique Moderne » nos grands maîtres dans leurs applications et j'ai fait voir combien l'imagination cherchait toujours à augmenter les difficultés.

J'ai fait plus, jai démontré même le danger du galvanomètre et des indications que l'on se plaisait à publier : C'est la cause de nombreux insuccès (1).

(1) Je cite un docteur me demandant un appareil pouvant produire 200 m-a pour électriser un deltoïde.

Le Dr R... me signale un insuccès dans l'électrolyse de l'urèthre

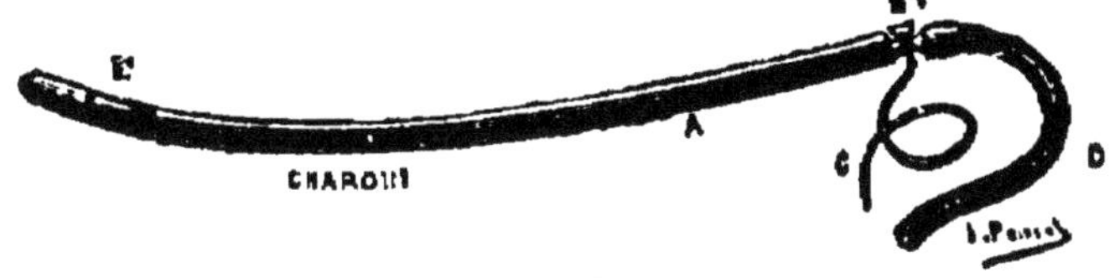

Fig. 188.

J'ai donné à l'opérateur la clef du succès dans les interventions électriques, en lui inculquant « qu'il ne faut jamais perdre de vue, le but que l'on poursuit et qu'il faut sacrifier à ce but toute mesure préconisée» (1).

J'ai fait un « Précis d'électricité médicale » (2), (dont 8.000 volumes français, 10.000 espagnols, 4.000 russes sont actuellement dans le public médical), qui permet des applications faciles du courant.

Mes catalogues présentent un effort constant pour l'éduca-

parce qu'il n'a pas osé dépasser l'intensité lue dans les revues spéciales. Le Dr B... me signale plusieurs insuccès pour la même raison. Le Dr C... se trouve impuissant, avec un lavement électrique, alors que mon intervention amène une débâcle immédiate. Le docteur s'était borné à employer 15 m a qu'il avait lus pour ce cas. Je lui fais voir comment je considère le galvanomètre : en le supprimant complètement.

(1) Chaque chef d'école a en effet sa marotte : Apostoli exagérait tous les chiffres. Fort a tendance à les diminuer : il est plus dangereux au point de vue du résultat, les exagérations du premier pouvant être atténuées par une intelligente observation.

(2) Je l'ai rencontré chez des électriciens en renom. Pourquoi est-il toujours unique? Et il en sera longtemps ainsi ! Il est impossible au médecin électricien de ne pas chercher à imposer ses idées personnelles. Or, comme elles ne sont basées sur aucun principe, aucune étude, leur sort est décidé d'avance et si ces livres sont achetés, ils ne sont jamais consultés après lecture. Mon prochain « *Précis* » sera une œuvre d'une connexion et d'une précision remarquables, débarrassé de toutes les théories de cataphorèse, transport de médicaments dont l'ancien était encombré par condescendance pour une collaboration amicale et obligeante.

tion du médecin : Les étrangers l'ont bien compris et les catalogues des grandes maisons allemandes sont établis dans ce sens. Mon catalogue prochain fera voir à cet égard un immense progrès au point de vue de la simplification des exposés.

J'ai repris mes voyages pour agir d'une façon plus directe sur l'esprit du médecin et amener la conviction chez les hésitants (1).

J'ai lutté et je lutte encore contre ces professeurs plus physiciens que médecins, associés avec des industriels : hommes d'affaires, en un mot, qui encombrent la médecine électrique de procédés mort-nés : préparant ainsi à l'électricité un avenir malheureux (2) et rebutant le praticien actuel en lui faisant envisager des dépenses disproportionnées avec sa situation. (3)

(1) A cet égard le public médical reconnait sans peine que l'électricité médicale me doit en grande partie son état actuel.

(2) Les appareils nouveaux sont absurdes dans leurs prétentions complexes : je le démontre ailleurs, dans des circonstances analogues. Des médecins des villes d'Eaux de l'Est m'annonçaient le mécontentement des malades ayant subi toute l'année les applications de haute fréquence, dans un cabinet réputé dont le chef est Professeur de Faculté. J'ai suivi moi-même plusieurs paralysies qui se sont terminées par la mort du sujet : les anciens procédés auraient produit au moins autant... sans prétention.

(3) J'ai vu, me disait un jeune médecin de l'Est, un cabinet de spécialiste, j'en suis sorti la tête en feu. Comment se reconnaître au milieu de tous ces appareils? L'électricité devient impossible pour le médecin qui ne peut s'y consacrer entièrement! Nous fîmes ensemble l'analyse de tout ce qu'il avait vu, je comparai ces masses ridicules, absurdes, qu'il avait remarquées à son petit appareil d'induction de 50 fr. et à son courant continu de 150 (tous deux occupant un petit coin de sa table), je fis le rapprochement de ce qu'il obtenait et de ce que son collègue annonçait et il convint facilement qu'il s'était laissé « emballer ». Le Dr X... vous a-t-il annoncé quelques succès nouveaux, continuai-je? — R. Non. — Vous a-t-il, par exemple,

Je ne puis croire que la lecture de ce chapitre ne décide le plus grand nombre des médecins, même des médecins âgés peu disposés à suivre ce qui n'est pas routine, à considérer (je ne dis pas étudier, avec intention, le mot me paraissant trop gros)... l'électricité et à l'appliquer à leur clientèle dont ils voient la partie la plus intéressante les abandonner pour toutes ces maisons à réclame dont le principal attrait est le mot « électricité ! »

Plusieurs cas des plus intéressants confirmant mon principe (*Affections graves du cœur, Hémorrhagies utérines*).

Quelques remarques sur des applications connues

A côté de ces énergumènes qui utilisaient et utilisent encore les courants dans leurs effets les plus excentriques et les plus dangereux, alors qu'aucune idée théorique ne préside à leur action, nous avons rencontré des gens sensés qui ont rendu à l'électricité et aux malades qui l'ont utilisée, les plus grands services; *Lefort* fait des merveilles dans l'atrophie

annoncé une méthode sûre pour la guérison de la névralgie du trijumeau? -- R. Non certes. -- Si à l'instant je vous plaçais sur un tramway électrique, que feriez-vous? Rien sans doute, eh bien, ce cabinet n'est autre qu'un ensemble mécanique; tout ce que vous y avez vu se résume donc en manœuvre, effet de mémoire et de répétition journalière, c'est la « poudre aux yeux ».

Si je vous parlais électrolyse, vous vous récuseriez sous prétexte d'ignorance? Avez-vous jamais lu quelque part une théorie de *Fort* sur cette question ! Il pratique l'électricité sans connaître, comme toujours, mettant à profit son habileté seule de manipulation. Pourquoi n'en feriez-vous pas autant. En savez-vous donc moins qu'un collègue qui ne sait pas !

J'arrivai à le convaincre en somme de continuer sans arrière-pensée ses applications. Mais combien il est urgent de se mettre en contact avec le praticien ! Il se laisse si facilement prendre à tous ces étalages de ses habiles collègues ! (Lire la note page 117.)

du nerf optique (1) par l'utilisation constante (nuit et jour) de courants faibles; *Jules Simon*, à la suite d'expériences faites par nous-mêmes dans son service, établit un traitement classique pour les atrophies de l'enfance.

Le courant continu faible (4 à 8 m. a.) 4 fois par semaine, pôle dans l'eau avec le point terminus du membre, pied ou main (voir fig. 452, page 153), l'autre à l'extrémité opposée du membre. Durée à volonté, fréquence à volonté, (tonifier le muscle). Puis, quand le muscle a repris un peu de nourriture : 2 fois par semaine 10' de courants d'induction faibles intercalés dans l'autre traitement toujours continu pour ramener ou maintenir la souplesse du muscle.

J'ai vu de merveilleux résultats.

Electrodes usitées en oculistique.

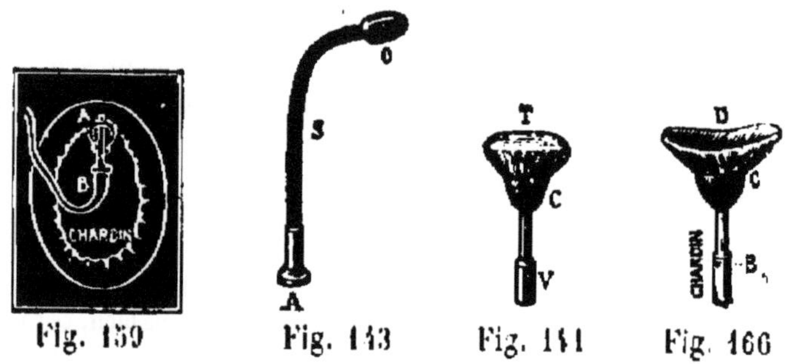

Fig. 159 Fig. 143 Fig. 141 Fig. 160

Les *Dehenne*, *Parenteau*, oculistes connus, utilisent beaucoup les courants électriques. Sans doute leur religion est éclairée sur le véritable rôle de l'électricité. S'ils ne l'expliquent pas ils ont au moins certainement constaté des résultats et ils en continuent l'emploi. Puisse l'exposé de mes principes, fortifier

(1) A l'époque de Lefort, les piles présentaient un ensemble des plus défectueux et les moyens de contrôle étaient absolument insuffisants : d'où de nombreux déboires mis sur le compte de la méthode et imputables seulement aux moyens d'action.

leur foi (1)! (Lire ci-dessous ma nouvelle application qui permettrait de prolonger les séances presque indéfiniment(2); voir aussi ma nouvelle pile locale, page 11. Se rappeler que l'Electricité seule agit et que sa source ne présente qu'un intérêt d'accommodation).

Plusieurs cures confirmant mes principes (*Suite*).

(*Arthrite goutteuse, Névralgie du trijumeau, Affections graves du cœur : Hémorrhagies utérines*).

A la suite d'une deuxième attaque d'arthrite goutteuse du gros orteil (la première ayant été soignée par le massage, l'électricité employée comme un homme occupé peut le faire, pendant 2 ou 3 minutes, n'ayant donné aucun résultat) je pensai à mes goutteux de jadis, à la méthode de Le Fort, à la forme même du mal et je résolus d'appliquer les courants d'induction, pendant 3, 4, 5 heures, autant, en un mot, que durait mon travail de Lune; je plaçai une plaque sous le pied, une autre sur la cuisse, je pris un courant appréciable, et je continuai mon travail. Quatre heures et quelques minutes après, j'arrêtai le « petit monstre »; c'était un petit appareil condamné par le savant *Bordier* ! J'avais commis sans doute une grande imprudence. J'en tremblais ! Heureusement, je constatais instantanément que la douleur avait disparu ou plutôt

(1) L'application des courants électriques dans les cliniques est souvent faite d'une façon déplorable : elle est toujours insuffisante, chaque malade étant électrisé quinze ou vingt minutes par semaine, et de quelle façon ! alors que dans ces affections, principalement, il faudrait un courant de plusieurs heures; j'ai vu lors du traitement de Lefort, de véritables miracles obtenus par des malades s'électrisant six heures en moyenne par jour !

(2) Même en admettant une action chimique possible, l'intermittence de cette action est une raison à son impuissance; une mouche de Milan, que l'on placerait en un point de l'épiderme en l'enlevant dix ou cent fois par seconde parviendrait bien difficilement à son but !

était engourdie ; la nuit fut parfaite, le lendemain je marchais; le soir (que le Dr *Bordier* me pardonne), je recommençais, et le lendemain, j'étais dans mon état normal. Peut-être devrai-je être cent fois mort ! Mais, ce qui est plus effrayant encore, c'est que deux autres attaques furent ainsi traitées avec le même succès et que je continuerai : voici pourquoi !

Le hasard (il n'y a de hasard que pour les insensés ! penseront sans doute nos électriciens), le hasard m'amena deux malades étrangers ayant une névralgie du trijumeau, caractérisée et confirmée par l'ordonnance, par conséquent, incurabilité inéluctable ; j'étais en possession d'une forme nouvelle de courant raisonnée, raisonnable, d'accord avec mes principes ; je songeai à l appliquer. J'accordais à ces douleurs terribles une forme spasmodique contre laquelle les intermittences du courant induit pouvaient lutter de rythme et faire prévaloir le leur. J'ordonnai à ces malades un courant faible à intermittences quelconques, pendant 4 et 6 heures par jour; Amélioration le lendemain. Guérison en 5 et 9 séances. Après 2 mois, aucun accès. Je n'en ai plus entendu parler.

Je fis mieux encore : un malade ayant vu MM. *Tripier*, *Bergonié*, *Lacaille*, *Vigouroux* et toutes les cliniques célèbres, vient me présenter son cas ; il souffrait atrocement. Je lui conseillai l'application d'un courant d'induction pendant toute la nuit. La première nuit se passa presque sans sommeil (le bruit (1) et surtout la sensation en furent la cause), mais la douleur paraissait vaincue. Je maintins cette application pendant vingt-quatre heures encore en deux nuits ; celles-ci furent très bonnes, l'acclimatation était obtenue, Depuis 2 mois mon malade n'a rien éprouvé.

Je voudrais ne pas me tromper dans mon pronostic, d'abord parce que je débarrasserais, par ma nouvelle conception, l'humanité d'un ennuyeuse affection, et puis ensuite parce que je demanderais à nos savants qui suivent, sans succès, une ligne

(1) On pourrait facilement mettre l'appareil à distance.

diamétralement opposée, je leur demanderais de rapprocher ces résultats de leurs principes ; il y aurait là quelques minutes vraiment récréatives.

Quelques cures remarquables *(Suite)*. Critique de l'esprit scientifique actuel. Conséquences pratiques. — Exploitation du malade. La Science aux charlatans, aux exploiteurs !

Il me semble intéressant de rappeler ici les belles cures de feu le Dr *Potain*, dans les affections de l'estomac et du cœur ; jamais M. *Potain* n'a exposé ses idées sur l'électricité, mais sans nul doute il la voyait comme je la vois moi-même. Sa situation officielle ne lui permettait pas de dire à ses collègues : vous êtes des fous et des ignorants ; mais il devait le penser ! La preuve en est de ses hardiesses que ne pourrait admettre l'école et les moyens qu'elle a mis à la « mode » et le procédé du Docteur consistant à toujours mettre l'appareil entre les mains du sujet.

J'ai vu des affections du cœur des plus graves de sujets abandonnés de la médecine, admirablement vaincues ; des affections de l'estomac, augmentées encore par l'ingérence de nombreux médicaments que l'on donne pour les guérir, céder à un traitement électrique des plus simples.

Pourquoi les spécialistes de ces organes si ridiculement armés, si impuissants, ne prennent-ils pas cette voie si fertile en guérisons merveilleuses ? Existerait-il une autre raison que la routine ?

M. Vallée, à Collangette, par Thury (Yonne), affection complexe du cœur, désignée par le Dr *Potain* sous le nom de cardiopathie provenant de la dilatation des vaisseaux du cœur, m'apporte lui-même son appareil à réparer, « son sauveur » (tellement il a de reconnaissance envers le traitement qui l'a sauvé).

En 1896, M. Vallée était considéré comme perdu, le

Dr *Potain* intervint avec les courants continus, (sans même avoir fait une application personnelle d'essai !!)

Nos prudents électriciens auraient tué leur malade, ou tout au moins conseillé de ne rien faire. Celui-ci, en s'électrisant lui-même, s'est sauvé.

Que d'enseignements dans ces simples faits, si l'on voulait se désiller les yeux !

Autre cas : Monsieur A. Couppé, 67, rue de Varize, à Chartres : Souffre d'une « tachycardie paroxystique » consistant en une augmentation considérable du nombre de battements cardiaques, il a 200 pulsations par minute ; l'estomac est dans un état pitoyable. Les médecins l'ont abandonné, ou plutôt il se rend compte qu'ils ne peuvent rien à son état. Il s'adresse à moi... et voici après quelques semaines de traitement, sa lettre (n° 9575) : « Je vais beaucoup mieux, mon cœur bat régulièrement : 65 à 70 pulsations par minute. Vous voyez que je suis loin de 200 à 180 pulsations dans le même temps. J'ai prolongé, d'après votre conseil, les applications à 10' avec un courant de x. m. a. que je n'ai jamais dépassé, plus fort faisait moins bien pour moi (1).

« Indépendamment du cœur que cela a amélioré, j'ai complètement guéri mon estomac dès le début, en faisant mes applications au cœur, je fixais un 3e cordon au négatif et je promenais doucement le rouleau en charbon dans le creux de l'estomac. J'ai fait huit applications ainsi et j'ai cessé ; mais que les applications que je continue toujours entrent pour une

(1) On remarque toujours mon principe : Respect de la sensibilité du sujet, avant toute autre considération. Appel à l'attention et à l'observation. Galvanomètre, accessoire sans utilité immédiate. C'est le côté joujou de l'application et dans une affection du cœur !! Le masque réfléchi de nos savants va certainement tressaillir d'émotion fugitive sans doute, car j'ai vu de mes yeux les grands doctrinaires de l'école de Bordeaux, discuter sans rire leurs opinions sur un cas déterminé ; mon respect pour la science reconnue, brevetée, s'était transformé du coup en profonde admiration !!

bonne part dans cette guérison de l'estomac dont je souffrais tant et qui empêchait le cœur de guérir. Voilà le résultat de mes observations sur mon état, je souhaite que cela puisse vous servir (*sic*). »

Discussion. — Je n'ai jamais vu ce malade, je ne lui ai rien demandé.

Il m'écrit parce qu'il est intelligent et philanthrope, sans doute, et quoique je puisse montrer un nombre considérable de lettres de ce genre, je retiens celle-ci, parce qu'elle fait bien voir le résultat de mes principes et de mes lois, bien entendus.

Elle fait voir encore combien il est facile de se guider et de conclure avec ces mêmes principes ; l'estomac s'est guéri, mais c'est tout naturel : le courant, dirigé dans la région (1) a rendu à cet organe son régime normal de vitalité.

Je voyais dernièrement une malade, fille de médecin, et par conséquent entourée de docteurs, à laquelle père et amis, ont toujours défendu l'électricité pour une affection du cœur dont elle souffre beaucoup. La raison ?... Mais jamais on n'en donne, que celle-ci que je conseille de donner au Dr Bordier ; pour compléter sa collection ! L'électricité est dangereuse dans ce cas.., et voilà ! ! C'est à croire vraiment que nos médecins ont laissé de coté leur bon sens ! Pourquoi se permettre de condamner un principe sans l'avoir mis à l'essai... Mais (et c'est alors le comble), si vous insistez, le même docteur vous affirmera avoir entendu parler *d'accidents graves*. C'est ainsi

(1) L'école officielle aurait conclu sans doute à l'emploi d'une plaque de tant de centimètres carrés. (J'ai des commandes ainsi libellées), des courants d'un nombre de milli-ampères déterminé, etc., et le malade serait au plus dans le même état alarmant. Elle lui aurait fait de la haute fréquence dans le cabinet, et il en serait mort ; c'est assez logique. Vous marchez dans l'ombre et dans l'erreur, MM. nos savants ; l'électricité devrait vous éclairer ; vous annihilez sa lumineuse auréole par votre faux départ et votre entêtement systématique.

que cette électricité si admirable par son innocuité, devient dangereuse pour certains esprits crédules (1)

D'ailleurs pourquoi le traitement du cœur serait-il plus dangereux, plus complexe que celui de tous les autres organes. Est-ce parce que *Duchenne*, a émis cette opinion, *fausse, malheureuse*, (mais qu'il faut lui pardonner en considérant l'état de la science à cette époque), « que le cœur n'était pas accessible au courant électrique et que les pneumo-gastriques seuls, en permettaient l'accès » ?... Il est évident au premier abord, que l'organe et le trajet choisi paraissent présenter certaines délicatesses dues, sans doute à leur importance vitale, mais, en somme, en amenant graduellement le courant dans la région, en électrisant d'après la sensibilité, par conséquent avec un courant très faible; en prolongeant les séances (toujours suivant l'impression du sujet), en amenant progressivement l'action électrique (par le collecteur de l'appareil), on évite toute secousse, toute action troublante des fonctions normales, et, on peut opérer sans arrière-pensée. Ces précautions que la prudence indique et que je recommande soigneusement, sont elles réellement bien utiles? Sincèrement, je ne le crois pas: je l'ai expérimenté fréquemment sur moi-même, allant jusqu'à (1) utiliser les courants d'induction! la raison seule me guidant, m'aurait retenu, si mon essai avait pu contrarier en quoique ce soit, mes principes.

Voilà donc une affection (*celle du cœur*), dans laquelle *la médecine est impuissante*, dont l'humanité supporte les angoisses terribles par la simple *méconnaissance* d'un principe.

En admettant, Messieurs les praticiens que votre malade soit sous le coup d'un danger par ce traitement, vous ne ferez en

(1) Jamais on n'a vu d'accidents entre des mains prudentes, *Duchenne* en avait ou en redoutait, parce qu'il employait des appareils inutilement puissants qu'il recherchait la danse suggestive des muscles au lieu de considérer leur traitement. Le Dr *Bordier* proclame la supériorité de la théorie absurde et anormale de *Duchenne*. Il fallait bien s'y attendre ! !

somme qu'avancer son heure, puisque le dénouement est fatal, si vous lui enlevez toute chance de salut, vous le savez bien, en lui refusant l'électricité.

Ecoutez donc enfin, la voix de l'honnête expérience, le Professeur *Potain* fut un consciencieux et honnête praticien; mes idées ne m'attirèrent jamais que des félicitations, (1) je me flatte d'une honnêteté intègre. Ma situation scientifique et commerciale ne tolère pas de ma part, la moindre légèreté. Médecins, écoutez-nous! Dites-vous bien que l'électricité comprise comme je l'ai exposée est toute puissante! Ne vous contentez plus de la « fatalité » que vous fait concevoir chaque malade comme une victime plus ou moins prochaine. Prenez votre rôle dans ce qu'il a de beau et de sublime : Luttez contre la maladie !... et pour cela que l'électricité soit votre première préoccupation. Si vous hésitez, adressez-vous à mon « *Précis d'électricité* » et souvenez-vous que je serai toujours à votre disposition pour vous fortifier dans votre opinion, *avec raisonnement à l'appui.* Défiez-vous d'une façon absolue de toute critique qui ne porte pas en elle, des éléments indiscutables. Ne vous arrêtez jamais à la parole d'un collègue, électricien ou non, qui vous affirmera le danger. (2) S'il insiste, mettez-le donc en rapport avec moi, demandez-lui sa critique, faites-la moi parvenir. Qu'il soit *Bergonié, d'Arsonval, Tripier, Vigouroux Guilloz, Foveau de Courmelles etc...*, je me charge de le réfuter... et toujours *avec raisons à l'appui,* j'insiste sur ce point capital ! Défiez-vous enfin, de la direction actuelle de la science : tout ce qui se fait en ce moment est empirique, illogique, fantaisiste, absurde. De ce qu'un malade traité par nos grands maîtres n'a

(1) J'ai une collection de lettres de désespérés qui augmente chaque jour.

(2) On peut, en principe répondre à ce genre de conseils; « C'est faux ! » ou alors exiger des preuves *matérielles, palpables, non pas de simples histoires, racontars ou souvenirs plus ou moins précis.*

aucun résultat, il ne faut pas conclure qu'il soit incurable; leurs procédés sont mauvais *et se condamnent d'eux-mêmes successivement*, je l'ai prouvé. Tous les appareils visent à l'effet, à la suggestion! !... C'est fort ennuyeux à dire, mais j'aurai au moins le mérite d'en avoir eu le courage!

Un autre exemple : une malade me présente un appareil en réparation, œuvre fantaisiste et invraisemblable d'une maison du quartier de l'Europe, si contaminé par le charlatanisme : le vol médical organisé, veux-je dire! Depuis 1 an c'est la dixième réparation. Soit 40 fr. chaque fois. La visite du médecin consultant coûte 50 fr. et la dernière a été accompagnée de la vente d'un appareil que nous appelons machine statique mais que ces exploiteurs ont débaptisé pour tromper leur public, soit 750 fr., machine dont elle s'est servie deux fois et qui ne peut plus fonctionner qu'avec une grosse réparation (1). Pourquoi vous laisser exploiter ainsi, lui dis-je. Vous voyez bien que ces gens-là sont des gredins!

— Certainement, Monsieur, mais que voulez-vous, cet appareil à courant continu (qui a coûté 350 fr. et qui en représente 50) m'a arrêté mes hémorrhagies utérines, causées par un fibrôme. J'ai vu plusieurs médecins des plus célèbres : tous m'ont défendu l'électricité comme dangereuse; les chirurgiens veulent m'opérer, je le conçois, c'est leur métier, mais j'ai peur de l'opération. Cet appareil (le courant continu) m'a guérie, je vais bien, vous pouvez le constater vous-même, mais j'ai encore besoin de conseils, alors, ne sachant pas où aller, je continue de me laisser voler, que feriez-vous à ma place? Ma santé d'abord!

Est-ce assez caractéristique? En 2 ou 3 séances d'électricité, la plupart des hémorrhagies utérines sont arrêtées, et non seulement on ne veut pas le savoir, mais encore on donne

(1) Cette exploitation insensée est faite pour le compte de ces énergumènes, par un médecin, pauvre praticien qui vend pour vivre, sans doute, son honnêteté personnelle et scientifique! Car il sait bien à qui il donne ses services!! C'est pitoyable.

comme dangereuses ces applications enfantines. C'est une honte scientifique!

Plus fort! Un médecin se plaint un jour dans la conversation, que sa femme, par suite d'une hémorrhagie utérine, ne peut plus ouvrir ses salons, fort fréquentés (1). Qu'avez-vous fait?.... Tout ce que l'on connaît!.... Et l'électricité?.... Que voulez-vous que cela fasse sinon d'augmenter l'hémorrhagie?.... Pourquoi dites-vous cela, vous l'avez donc employée ou vue employer dans un cas analogue?.... Non, mais il doit en être ainsi!.... Je proposai un appareil d'induction (comme plus simple que le courant continu), *je le suppliai* d'en essayer, je lui fis remarquer qu'il pouvait, qu'il devait même s'en rapporter à moi. *Enfin, en lui demandant cette application comme une grâce*, pour ma propre conviction (c'était bien inutile, mais son entêtement m'avait mis à court d'arguments), il emporta l'appareil (2). Voyez, praticiens qui me lisez, combien votre collègue devait être électricien! Deux jours après, il m'apprenait que tout était fini, je conseillai la continuation pendant 5 ou 6 séances... Vous n'êtes pas criminel, Docteur! lui dis-je, exaspéré de cet événement. Ne pas connaître un procédé si simple, bien mieux le condamner

(1) On nous demande quelquefois de définir les cas d'application des courants : pour quel genre d'hémorrhagie, par exemple? Pourquoi se montrer si difficile, si exigeant pour l'électricité? Que faites-vous donc chaque jour avec votre médecine usuelle? Quand vous avez épuisé les actions classiques, vous appelez à votre aide les actions les plus excentriques. Prenez-vous donc réellement la peine d'en analyser les conséquences? Quand vous faites disparaître le ventre (cet organe où la température normale présente un si grand intérêt) sous des monceaux de glace, (je l'ai vu), êtes-vous bien conséquent avec la prudence la plus élémentaire? Vos médicaments peuvent toujours être dangereux : l'électricité jamais!! Son principe le veut ainsi! et je l'ai démontré!

(2) Application. Plaque sur le ventre : électrode figure n° 182, page 115, sur le col (jamais dans le col, considérant comme inutile d'irriter un organe déjà en état maladif).

sans le connaître! car enfin l'on ne peut invoquer votre science d'électricien! .. Vous n'avez servi qu'à l'application de « *l'électricité* » et encore, avec un appareil moins sûr qu'un autre, plus complexe et dont je n'ai pas voulu parler pour ne pas heurter votre conviction naissante et vous faire renoncer à l'électricité! Que dites-vous de cette situation? N'êtes-vous pas répréhensible? Que doit penser votre femme, si elle se donne la peine de réfléchir? Le nom de médecin entraîne une responsabilité terrible, vous avez le droit de vie et de mort, c'est entendu, mais il faudrait au moins connaître tous les moyens de lutte! Vous ignorez le principal!... J'abusais enfin de ma réussite pour confondre mon médecin, un ami d'ailleurs. Que voulez-vous, finit-il par répondre, on ne nous apprend rien en électricité. Ceux qui prétendent la connaître nous en font une montagne infranchissable. Alors... nous abandonnons, et nous choisissons, parmi les mauvaises raisons, la plus catégorique : c'est dangereux!! Il a bien fallu votre autorité pour m'amener à faire cette application moi-même. Qui m'aurait dit qu'on pouvait la faire sans comprendre ce que l'on fait, aurait soulevé mon indignation, et cependant le fait est là!

Je ne finirais jamais s'il me fallait écrire tout ce que j'ai vu et entendu! Ce qu'il y a malheureusement de plus grave, c'est cette condamnation systématique qui n'arrive pas à révolter la conscience atrophiée sans doute du médecin (1). Et dire que les méthodes excentriques d'esprits dévoyés, ou spéculateurs ont des succès immédiats! Ces malades qui piétinent pieds nus dans l'herbe arrosée, ces autres qui livrent leur corps à l'action brutale et inconsciente d'une machine (mécanothérapie), d'autres, qui l'année prochaine, accepteront d'aller faire certaines

(1) Je dis plus loin que l'électricité comprise comme la comprennent Duchenne et ses admirateurs, se présente à l'esprit comme un moyen « in extremis », sans action définie, alors que l'on devrait la considérer comme le régénérateur incomparable de toute affection locale ou généralisée, par suite de sa puissance de pénétration dans tout l'organisme.

cures en ballon captif, (c'est une nouvelle affaire que j'ai indiquée à un médecin ami), 1000 mètres d'altitude, chute brusque de 5 à 600 mètres, réunissant toutes les conditions d'une chute accidentelle : angoisse et secousse morales ; secousse physique. Les nerveux se trouveront à merveille de ces émotions uniques au monde. Les résultats sont concluants dès à présent : folie, catalepsie, etc... Tous acceptent instantanément ces traitements que ne corrobore aucun principe raisonnable ou tout au moins qui s'accompagnent de principes fort discutables, qui répondent de loin seulement à la théorie de la vitalité des organes, et ils hésitent à reconnaître en l'électricité, l'agent logique, modificateur, réparateur, qui demande pour son intervention des moyens des plus simples. Nos médecins ne se doutent pas de leur responsabilité ! Nos spécialistes ne connaîtront que lorsqu'il sera impossible d'y remédier le tort qu'ils ont fait eux-mêmes à leur agent.

Electrode utérine externe.

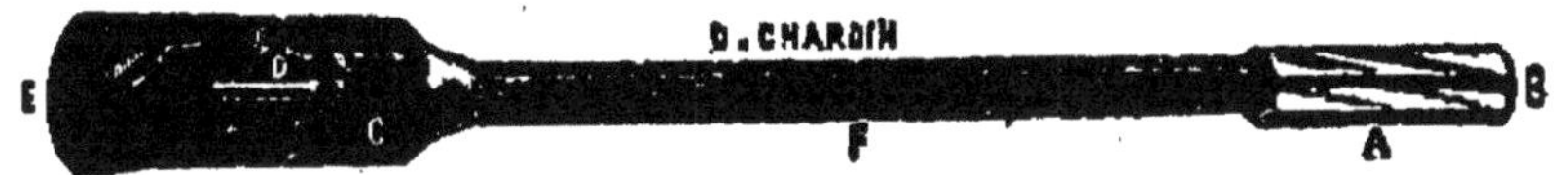

Fig. 182.

Les *Aimé Martin*, *Chéron*, etc., ont eu dans le traitement des tumeurs fibreuses, des résultats remarquables par des procédés simples. Ces spécialistes avaient compris sans doute que le courant électrique agissant sur les vaisseaux, modifiait leur état accidentel, dans les cas d'hémorrhagie et devait agir sur ces mêmes vaisseaux par son action chimique, pour y former un caillot cul-de-sac empêchant toute circulation sanguine même superficielle; de nombreux médecins utilisent ce courant et arrivent à arrêter le progrès de la tumeur par la raison ci-dessus, sans doute. Ils obtiennent une accommodation chez le malade, qui lui fait supporter patiemment sa situation.

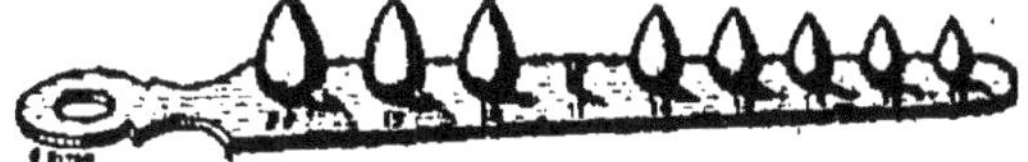

Fig. 177.

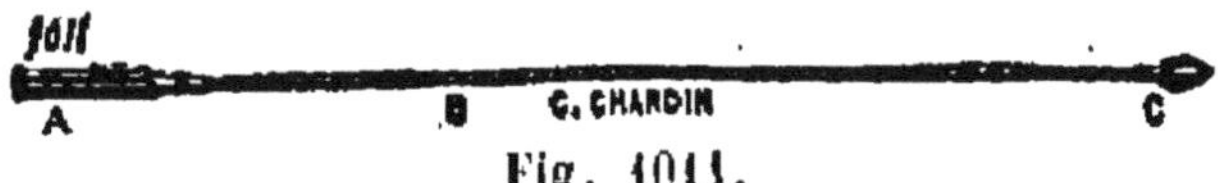

Fig. 1011.

Les médecins amis emploient journellement, sur mes conseils, l'électricité dans les affections vésicales (rétention et incontinence d'urines), par une simple intervention d'une olive métallique dans l'urèthre (1).

LA CHIRURGIE ET L'ÉLECTRICITÉ
Pile au bichromate à circulation

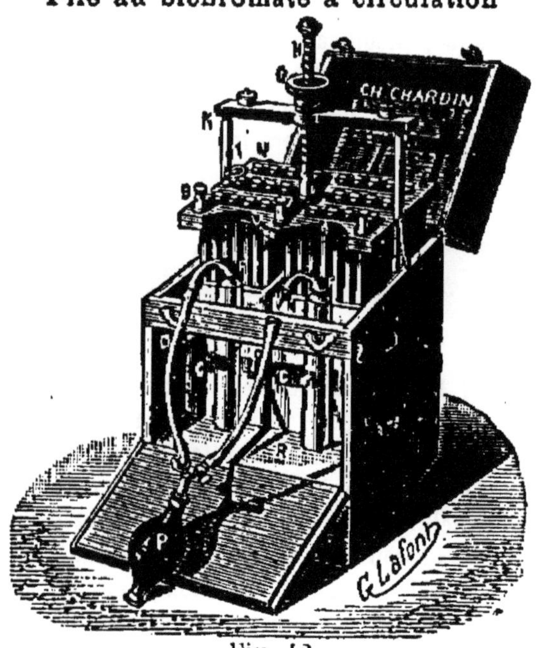

Fig. 42

Appareil classique, portatif, tout chargé, fonctionnant sans aucune manipulation directe de la solution.

(1) Encore une preuve bien remarquable de mes principes : l'électricité opérant dans les cas les plus opposés. Comment la théorie d'école pourrait-elle expliquer le phénomène ! Elle passe outre ; c'est

Guide-anse modèle 1902

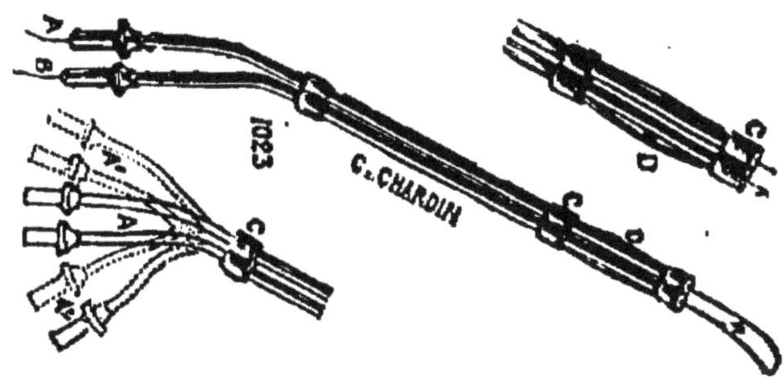

Fig. 1023.

Offrant un contact sûr du platine avec le métal et garantissant ainsi la perfection des opérations.

Le chirurgien est pour l'électricité ce qu'était le médecin du temps de *Duchenne* de Boulogne. Il m'arrive dans mes pérégrinations, de rencontrer des maîtres qui « ne prendraient même pas la peine de me recevoir, n'était ma notoriété exceptionnelle dans le monde médical. »

Manche porte-cautère

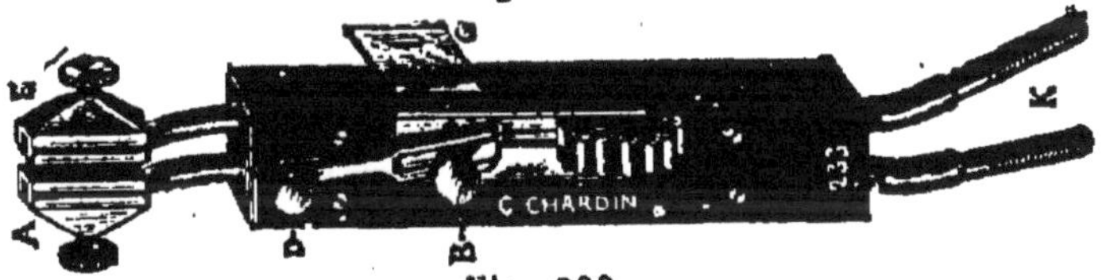

Fig. 233.

Si le chirurgien est ainsi, cela tient simplement à ce que son esprit plus positif et plus logique que celui du médecin dont la science et le bon sens se heurtent chaque jour à des désillusions, ne trouve dans les éléments de l'électricité, dans les travaux qu'elle suggère, aucune raison à l'appui d'une instruction, d'un mode d'application choisi, d'un résultat annoncé.

plus commode et l'on s'en contente, ce qui est plus extraordinaire encore ! Lire les observations page 97.

Il a bien admis l'électricité dans son action thermique (galvano-cautères), pourquoi n'admet-il pas le reste ?

La faute ne doit-elle pas être mise entièrement sur le compte de nos électriciens !

Qui donc a jamais expliqué d'une façon claire, le rôle de l'électricité dans les hémorrhagies utérines, dans la constipation ?(1).

Qui donc pourrait, avec les théories actuelles, expliquer le double jeu de l'électricité dans l'aménorrhée et la dysménorrhée ?

Qui donc pourrait faire comprendre le rôle du courant électrique dans les rétentions et les incontinences d'urine ?

Qui donc pourrait expliquer l'action des courants dans une « ostéite » dans laquelle l'intervention chirurgicale est reconnue urgente (Voir page 97) ?

Avec mes principes, le chirurgien n'hésitera plus, il aura ainsi à sa disposition un agent aussi sûr, aussi précis que son bistouri ; il éprouvera cette grande satisfaction d'offrir au pusillanime le mot « intervention » à côté et avant le mot « opération. »

Il comprendra la pensée de l'électricien qui, ainsi que je le voyais dernièrement, électrisait une coxalgie, et il saura limiter ses prétentions à la tonicité des téguments environnants dans le but de consolider l'articulation intéressée.

Il comprendra encore l'électricien électrisant une arthrite avec des courants statiques, et pourra conclure à des procédés plus spéculatifs que médicaux.

Il aura en un mot, la clef de toutes ces manifestations sug-

(1) Dans un carcinome où l'intestin écrasé et fermé sur 0,10 à 0,12 de longueur compliquait la situation générale d'un arrêt complet dans l'évacuation malgré tous les remèdes connus, je rends à la malade une tranquillité parfaite en débarrassant l'intestin par une seule intervention faite par la fille de la malade, une enfant de 16 ans ! à la stupéfaction de plusieurs docteurs amis croyant aux difficultés des applications de l'électricité (Voir page 180).

gestives des grands cabinets des électriciens ; et sourira indifférent aux prétentions des courants sinusoïdaux de haute fréquence ; il méprisera ce fatras d'étincelles et de pétarades inconséquentes, en leur affectant une signification immédiate.

Il verra « l'électricité seule » et ne se préoccupera pas des complications auxquelles le *struggle for life* et le besoin d'attirer le client la condamnent.

Le médecin et l'Électricité.

Il ne faut pas attendre de moi une étude approfondie de leurs rapports, quoique mes visites constantes au corps médical puissent à la rigueur me le permettre. Ce ne serait pas sa place, et je veux seulement prendre la question par le terre à terre, le côté pratique et vulgaire.

Nous ne faisons pas d'électricité, me disait un médecin très autorisé et pour moi, plus sincère que ses collègues, parce que nous ne la connaissons qu'insuffisamment. Nos malades reçoivent des journaux, lisent vos catalogues, s'intéressent en un mot à la question, et deviennent facilement plus *calés* (sic) que nous. Risquer de paraître inférieurs, c'est courir à une perte de considération ; nous préférons le médicament que nous connaissons mieux, du moins en apparence, ou ce qui est plus juste que le malade connaît moins. D'ailleurs, une solution, une pilule n'excite pas à la question, tout le monde dès l'enfance a vécu à côté de ces flacons divers, tandis que vos gredins d'appareils !... Docteur, à quoi sert cette vis, ce bouton, ce cordon ? Pourquoi deux couleurs de fils ? Que ressent-on avec ce courant ? Que veut dire le fabricant quand il parle dans son instruction d'action chimique ? Pour quelle raison appliquez-vous les pôles ainsi ?... J'ai entendu dire que le courant ascendant était préférable au courant descendant. Pourquoi cette peau sur les plaques ? Toutes questions auxquelles nous n'avons pas d'avance réponse... Et quand l'appareil se dérange, oh alors, c'est le bouquet ! Nous allons chercher les choses les plus invraisemblables, les combinaisons les plus diaboliques, et quand le malade reçoit la lettre du constructeur qu'il a consulté, il s'aperçoit de notre ignorance !...

Cela est sans doute la vérité, car le jeune médecin ne parle plus actuellement que d'envoyer au spécialiste. Au lieu de trouver en lui un esprit jeune et vif, cherchant à faire mieux que ses anciens collègues, on est surpris de le trouver encore plus éloigné qu'eux de l'électricité.

Cependant, la grande raison invoquée par son vieux collègue : « le temps », n'a pas encore de valeur. Au lieu d'attendre devant son bureau le coup de sonnette sauveur, il serait préférable qu'il fît une application d'électricité.

Comment, voici un jeune homme qui va lutter avec toutes les difficultés d'une création de clientèle, et qui a, avant tout, ce principe étrange d'adresser ses malades (les plus intéressants) au spécialiste (1) ! N'a-t-il donc pas entendu son ancien collègue se plaindre de la mobilité des clientèles actuelles? Ne voit-il pas d'où vient cette mobilité? Qu'est donc le médecin pour le malade, aujourd'hui? Un original, (que l'on me pardonne le mot), qui ne connait plus rien, un simple recueil d'adresses pour diriger le malade vers tel ou tel spécialité!

Ne voit-il donc pas cet autre malade, ami du premier, qui serait naturellement venu à son cabinet, mais qui reçoit le conseil de son ami d'aller directement chez le spécialiste? (2). Enchaînons les faits et nous trouverons que le jeune médecin annihile plus de la moitié de ses efforts par le simple défaut de logique.

Pour le médecin établi, arrivé, les conséquences sont moins graves, mais elles sont à considérer. Pourquoi se plaint-il du

(1) Un grand nombre de jeunes médecins auxquels j'ai suggéré mes idées sur la question ont eu, en quelques mois, une clientèle qu'il faut ordinairement plusieurs années à acquérir.

(2) Le médecin connaît bien la prédisposition des malades à devenir consultants.

peu d'attachement de ses clients. C'est qu'il en voit disparaître, le quitter sans raison! Il y a donc un vice dans sa direction, et dans ce cas, signaler le fait est condamner le vice(1), l'expérience du médecin se chargera du reste.

A tous je dirai, en ce qui me préoccupe, l'électricité, si encore votre malade allait chez le spécialiste! Mais la plupart du temps, il tombe dans les griffes de toute cette bande qui infeste le quartier de l'Europe : instituts, médecines de tous genres qui profitent si bien de cette faiblesse (momentanée j'espère) du monde médical. Le médecin n'a plus l'autorité, la confiance d'antan. Comment, se dit un malade qui est soumis aux courants électriques quelconques, comment, ce n'est pas plus difficile que cela et mon médecin ne peut le faire? Et encore : Je connais X... qui s'applique lui-même le courant, pourquoi mon médecin m'envoie-t-il chez le spécialiste? Il y a donc entre eux des combinaisons, de la dychotomie? Il voit dans les cliniques, dans les hôpitaux, les malades se servir eux-mêmes des appareils sous l'œil vigilant peut-être mais peu érudit d'un serviteur ou d'un concierge, et fatalement il réfléchit!

Il existe donc une fausse situation créée par le médecin lui-même et qui le conduit aux pires résultats!

Il est presque superflu de rappeler les raisons invoquées pour éviter l'application des courants électriques :

Le temps perdu;

(1) J'ai vu, dans plusieurs villes, des médecins de grande situation obligés (n'est-il pas malheureux d'employer ce mot) de faire une installation électrique pour lutter contre X..., farceur, charlatan, etc. (c'est entendu), qui leur prend leur clientèle. Comment ne pas voir l'importance d'une question, le goût d'une époque et se montrer rebelle à des principes, au point d'être obligés de les adopter quand il est trop tard! O la routine!!

(2) Le succès, la fortune des maisons dont je parle, dont tout le talent est du savoir-faire et qui spéculent sur la naïveté et l'abandon du malade, est dû au médecin lui-même.

La dépense d'un matériel difficile à amortir;

L'ignorance dont je parle plus haut.

Le temps perdu? Faites, comme je vous le dis plus haut, de la médecine électrique, c'est-à-dire faites acheter les appareils par le malade. Ce dernier lira l'instruction où vous lui recommanderez de la lire, et il ne vous questionnera jamais (1) pas plus qu'il ne vous questionne sur les nombreuses fioles dont vous ornez son chevet.

La dépense est ainsi évitée pour vous, ou quand vous en ferez une, car vous la ferez, vous saurez d'avance, par un simple rapprochement, que vous en serez largement indemnisé (2).

Evidemment, je la limite aux éléments principaux : courant continu (50 f. à 200 f.), induction 50 f., statique (pour les grands électriciens 500 f.). Avec ce matériel, toutes les interventions extérieures et de cabinet sont faciles, et j'ai démontré l'inutilité des autres appareils.

Quant à l'entretien de ces appareils, c'est insignifiant quand on veut leur accorder les soins naturels à tout objet intéressant (3).

(1) Les quelques succès des charlatans mis au jour plus haut viennent de ce que le malade possède l'appareil. Ces gredins le regrettent bien assez, car leurs intérêts sont lésés, mais comment réagir? leurs appareils sont aussi mal faits que possible, mais il faut bien qu'ils fonctionnent quand ils les vendent. J'ai été consulté plus de cent fois sur ces faits déplorables.

(2) Je compte par centaines les médecins qui me disent : « Voilà 50, 150 francs d'appareils qui m'ont rapporté 2.000, 4.000, 6.000 francs cette année. Trouve-t-on si souvent, même chez nos Etats à l'état latent de faillite presque constante, des rendements de ce genre?

(3) Les cabinets actuels des « spécialistes électriciens » sont une vraie démence, excusable seulement par l'exigence du public, si toutefois elle est vraie, à défaut de principes, de théories exactes, le soi-disant spécialiste cherche dans les machines la guérison qu'il ne devrait attendre que du principe! Cette profusion d'appareils est bien le meilleur signe de leur inutilité et de l'ignorance des électriciens!

L'ignorance de la question comprend deux éléments :

La partie thérapeutique ;

La partie électrique (les appareils).

Il suffit de se reporter aux pages 96 et suivantes pour voir à quel état j'ai amené cette partie thérapeutique, en démontrant les erreurs et les exagérations des « maîtres ».

La partie électrique est traitée dans l'instruction qui accompagne l'appareil.

Les malades se servent eux-mêmes de ces appareils.

Voyez l'épilation, le traitement du visage (voir n° 1009, p. 82), pratiqué par les coiffeurs, femmes de chambre ayant abandonné leur titre (1). Voyez les hôpitaux, voyez l'hôpital St-André de Bordeaux, que je cite page 46, où les malades se traitent eux-mêmes.

Et après cela, vous ne feriez pas d'électricité ? J'espère que vous n'oserez pas rester dans cette indifférence et encourir plus tard un jugement sévèrement motivé !

Figures démontrant l'action de chaque pile sur les tissus et sur l'électrode.

Il semblerait que l'électrolyse et ses effets si palpables puissent mettre à l'abri de toute erreur : Le médecin ne prend pas la peine de se faire cette démonstration et je pourrais citer le plus grand nombre des spécialistes qui n'ont jamais vu ce qu'ils produisent.

(1) Pendant longtemps, je me suis employé à amener les médecins à ces applications ; aujourd'hui, et trop tard, les plus grands spécialistes font de l'épilation, mais la place est prise par une foule de particuliers sans aucune attache thérapeutique ; des fortunes se sont réalisées comme par enchantement. Ainsi « *pour la beauté* » le médecin commence à écouter les doléances de ses malades et il est déjà trop tard ; ainsi, pour l'*ozone !*

Action positive

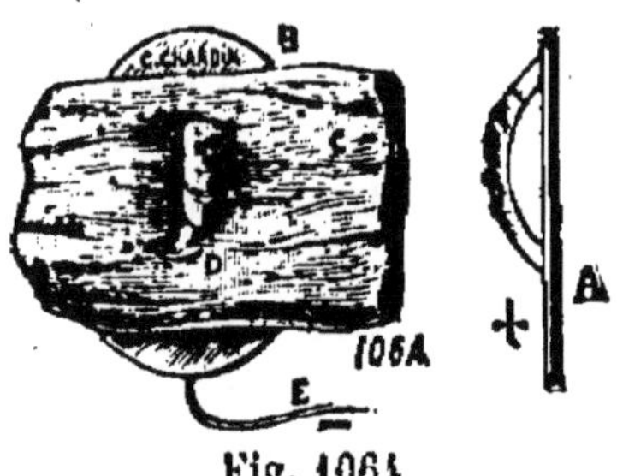

Fig. 1064

La modification du tissu présente un état comparable à la cicatrice indurée occasionnée par l'acide. L'électrode est attaquée, quand elle n'est pas de platine, ou de charbon.

De plus, les solutions albumineuses, le sang, entre autres, forment caillot sous son influence.

Action négative

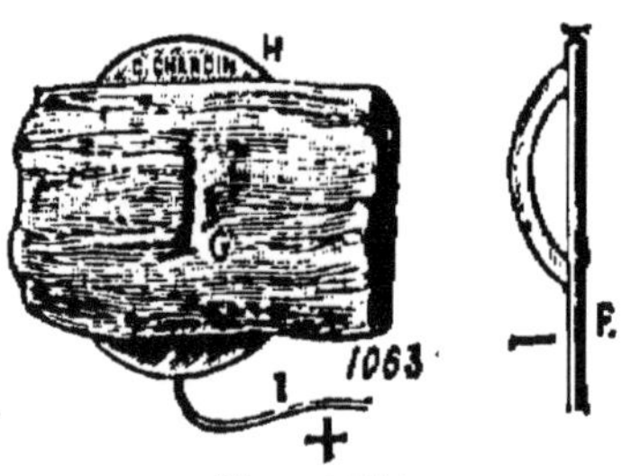

Fig. 1063.

L'action négative est nulle sans induration, c'est un sillon souple qui présente les caractères du tissu indemne.

L'électrode n'est pas attaquée.

Le Médecin qui veut devenir Spécialiste-électricien

Je rencontrais il y a quelques mois une Doctoresse qui m'annonçait qu'après avoir passé deux ans dans les hôpitaux de Bordeaux elle allait pouvoir s'installer spécialiste en électricité.

D. — Deux ans. — Pourquoi ! risquai-je.

R. — Mais pour apprendre l'électrothérapie.

D. — Apprendre quoi ? le rôle de l'électricité ou la manipulation des appareils ?

Dans le premier cas, vous avez perdu votre temps, sans aucun doute. Que peut-on, en effet, vous apprendre?

Est-ce donc pour arriver à dire comme le Dr *Bordier*, de la même école : je fais de l'induction (Précis d'Electrothérapie, page 124) dans telles et telles conditions, parce que *Duchenne* la faisait ainsi, que l'on reste plusieurs années dans un Cours spécial.

Est-ce donc pour apprendre l'application des courants d'après le principe de leurs pôles? (Courant ascendant, courant descendant), désavouée par *Tripier*, qui pendant toute sa carrière l'a cependant pratiquée ?

Est-ce pour apprendre la localisation du courant?

Est-ce donc enfin, pour apprendre l'électro-diagnostic, (la seule partie de l'électricité médicale, qui me paraisse devoir être apprise ; mais le même Dr *Bordier*, écrit page 320 de son *Précis*. « L'exploration électrique, dont les données sont si souvent utiles ne doit cependant pas être regardée comme ayant une valeur exagérée et l'on ne doit pas trop exiger d'elle! En bien des cas elle ne fournit pas de notions utilisables et

(1) Je recevais certain jour la demande d'un docteur sur le temps qu'il lui faudrait pour l'initier à la science électrique. J'eus l'imprudence de lui répondre trente minutes pour la théorie et quinze pour les appareils. Sans doute, j'étais en présence d'un esprit dit supérieur, sectaire, car il ne me donna jamais de ses nouvelles ; il me prit pour un fou, j'imagine.

fréquemment le diagnostic reste aussi obscur après qu'avant l'investigation électrique ». (1)

Ainsi ces maîtres acceptent la localisation des courants, qui ne tient pas debout en Thérapeutique et la rejettent comme moyen diagnotisc, où elle peut donner quelques indications ! Si vous descendiez un peu au fond de votre pensée, si vous faisiez abstraction de votre esprit rêveur et entraîné vers l'idéal, vous verriez qu'en somme vous n'avez rien appris et que quatre vingt dix fois sur cent cas, vous jouerez le rôle de manœuvre inintelligente en tenant avec une patience sans émulation scientifique les deux tampons sur les muscles du patient !

Si vous pouvez me démontrer que l'électricité donnée d'après la sensibilité du sujet peut-être dangereuse, alors je m'incline devant cette nécessité d'éducation spéciale ; mais je vous mets au défi de le faire et alors je conclus à l'inutilité de votre stage si vous vous destinez à la pratique ordinaire Si vous avez voulu connaître la manipulation des appareils ? Permettez-moi de trouver étonnant qu'en quelques heures vous ne le connaissiez pas à fond ! Ils se résument, en manettes, clefs portant généralement une étiquette indicatrice, la graduation des courants est d'une simplicité enfantine, les volts, ampères, watts, qui font tant d'effet sur l'imagination du néophyte, sont des chiffres qu'il est facile de se graver dans l'esprit.

En résumé, que peut-on bien faire de vraiment utile pendant deux ans dans un service d'électrothérapie ! ; et après ces deux années, qu'a-t'on acquis de vraiment utile ? Car enfin que peuvent faire des principes que l'on ne peut comprendre et que la pratique confond chaque jour !

En vérité c'est à mettre en doute l'intelligence de nos contemporains (2).

(1) Pourquoi donc encombrer la pratique de moyens aussi incomplets ; gardez ces expériences pour vos laboratoires !

(2) La doctoresse montre une antipathie plus grande encore que le médecin pour l'électricité ; le raisonnement est plus abstrait, la discussion est impossible. Mais quand le principe est admis, l'enthou-

Le Spécialiste.

Certaines spécialités des organes délicats et difficilement accessibles, se conçoivent à la rigueur, (il faut de l'habitude, de la main),quoique la multiplicité des instruments pour chacune d'elles, démontrent bien leur inutilité ou tout au moins leur utilité relative.

Je comprends moins le spécialiste en électricité, sans doute à cause de mes idées et de mes théories personnelles ! Je conçois absolument les recherches, je comprends le professeur indépendant dont l'étude est la destinée, car c'est en travaillant une question que l'on réalise une invention inattendue ; mais dans la pratique, cet esprit devient un danger ! l'exagération entraîne des insuccès (1) et l'électricité est jugée sur des faits imputables seulement à la confusion des moyens. La preuve en est encore dans l'abandon successif des méthodes auxquelles on attribuait au début les succès les plus extravagants.

J'ai vu, dans les villes d'eaux de l'Est, des médecins me déclarant les insuccès de la haute fréquence, par exemple, et la

siasme est à son comble. La doctoresse entrevoit des horizons merveilleux ! Une application des tampons parait s'accompagner d'un effort d'esprit qui s'impose au courant. Elle croit que « c'est arrivé » me disait un jour un professeur observateur et alors toutes les complications mystérieuses, inexplicables sont accueillies comme une satisfaction du besoin perpétuel de l'esprit surexcité, et les théories simples et concises sont regardées avec mépris d'un sommet scientifique trompeusement majestueux. A cet égard, l'école de Bordeaux est sans rivale !

(1) *Apostoli*, le créateur de l'école qui porte son nom a eu de nombreux accidents, des morts, qui lui ont été reprochés dans une polémique restée célèbre par son inopportunité.

Nous avons vu des procès retentissants et fâcheux parce qu'ils entraînent la responsabilité matérielle du médecin, jusqu'alors maître des destinées et de la vie de son sujet, comme si le juge concluait par simple intuition, à la nullité scientifique du médecin devenu simple manipulateur d'appareils de physique et de mécanique.

haine de l'électricité, qui en était le résultat chez les malades (1). Il faut, me disait le médecin, « la croix et la bannière pour la faire intervenir de nouveau ». Le « spécialiste » qui connaît ou doit connaître les résultats de *Duchenne* et de tant d'autres, se laisse, malgré tout, malgré même sa conscience, aller à ce rôle d'être supérieur, inspiré, distributeur bruyant et suggestif de la vie et de la santé. Il pose dans son cabinet, fier de la surprise qu'il évoque chez le sujet, par les manifestations diverses de ses foudroyantes machines. Il fait moins volontiers remarquer qu'une fausse manœuvre pourrait être dangereuse. Son rôle d'observateur disparaît devant le plaisir de l'orgueil satisfait. Les installations sont d'une complication cherchée, barbare quelquefois (2). Il confond la science pure avec la manipulation qui n'est qu'une question de répétition.

Le public qui, comme disait le médecin invoqué, étudie, lit, commente et apprécie, aura vite compris la voie fatale où on le conduit, et déjà de nombreux cabinets avouent un état d'affaires des plus alarmants !

Pour moi, le défaut des spécialistes est le même à peu de

(1) Des rhumatisants, plus malades à la fin de la saison d'hiver qu'au commencement, quand un simple courant d'induction donnait autrefois satisfaction complète. J'ai suivi à Paris plusieurs hémiplégies dont le dénouement a été piteux.

(2) Nous voyons les *Apostoli, Delineau, Bricois, Bergonier et tutti quanti* multiplier les électrodes, imaginer des formes plus bizarres et plus suggestives les unes que les autres, toujours dans un but de « localisation de l'action ». Voyez page 110, ce que nous en disons avec preuves à l'appui. Les *Foveau de Courmelles, Delineau, Régnier*, etc., qui font du transport de médicaments, de la cataphorèse, ont-ils jamais eu des résultats évidents ? Comment, en effet, pouvoir comparer entre eux divers sujets soumis à un régime différent, comment limiter exactement le rôle de l'électricité ? Toutes ces questions sont comme les mystères ; elles doivent s'accepter sans se discuter ; c'est pourquoi je les ai bannies de ma pratique et de mes conseils.

chose près, que celui que j'observais page 66 pour nos services publics ; les applications sont trop rares et le médicament n'a pas d'action. Cela tient au prix élevé des applications (intérêts de la somme immobilisée, temps perdu de l'opérateur).

Le temps perdu du sujet, à attendre son tour, soit que les occupations de l'électricien soient réelles ou simulées ;

Le déplacement du sujet, qui n'est pas toujours facile à l'heure voulue et par tous les temps ;

Etc., etc.

J'arrive enfin à appliquer à cette combinaison le principe déjà émis : Quel est donc le médicament qui, employé pendant quelques minutes par semaine, produirait un résultat ?

La pharmacopée agit quelquefois, parce que le malade l'utilise sans besoins journaliers du médecin.

L'électricité a des insuccès, malgré sa grande supériorité sur les autres moyens, parce que le médecin s'impose (1), et que les applications s'en ressentent.

C'est d'autant moins logique que l'électricité, je l'ai démontré par les faits, est vraiment le seul médicament que l'on puisse employer sans danger, nos spécialistes et leurs moyens extravagants, si différents des anciens et classiques moyens, en sont, à défaut d'autres, une preuve éloquente, irréfutable (2).

(1) Dans ce cas, comme dans tant d'autres, le médecin est illogique. Nous constatons qu'il ne veut pas faire d'électricité, parce qu'il ne la connait pas, ou du moins parce qu'il veut croire à son ignorance... et aussitôt qu'il l'ordonne, il se pose comme indispensable à son emploi !

(2) Nous ne trouvons depuis cinq ans, en effet, aucune guérison qui n'ait été réalisée par les anciens moyens, et si plusieurs spécialistes sont consultés sur un cas, ils sont, comme les médecins ordinaires rarement du même avis, quoique possédant un centre d'entente « l'électricité » dont le rôle est immuable quand il est bien compris. Les anciennes et complexes théories entretiennent et perpétuent la confusion. Les périodiques actuels se gardent avec soin de tout rapprochement ; ils donnent comme nouveaux des résultats con-

Tous ces moyens changent, varient à l'infini, et il n'en reste que le principe : courant continu, courant de tension ou interrompu (induction, statique)... en un mot « l'électricité » et les moyens les plus simples de la produire.

Et pour terminer, je dirai au spécialiste : défiez-vous du grand développement momentané de votre cabinet ; car le médecin, votre pourvoyeur naturel, déjà si peu porté vers l'électricité, n'en pouvant suivre les évolutions s'en désintéressera complètement. Si, au contraire, le médecin devenait plus électricien, c'est cent fois au lieu d'une qu'il ordonnerait l'application des courants électriques. De là, des insuccès momentanés, des applications de longue haleine, des cas douteux, où l'amélioration se fait attendre, pour lesquels il invoquerait tout naturellement l'électricien, comme cela se passe dans la médecine ordinaire pour les spécialistes ; l'avenir de l'électricité est là. Puissé-je contribuer pour une petite part à ce résultat qui assurera la paix et le succès de tous !

Puissance du courant pour une application

En comparant le corps humain à l'accumulateur industriel, nous avons voulu faire comprendre que tout courant qui ne trouve pas son emploi, se répand dans le corps humain généralement conducteur et que de ce fait les accidents ne peuvent être à redouter tant que la source reste dans les limites raisonnables. Et c'est ainsi que la foudre, les courants électriques de transport de forces, les courants excentriques des bobines de haute tension (haute fréquence), de machines statiques à grand nombre de plateaux, ne sont pas toujours mor-

sacrés, acquis, indiscutables. Ainsi, par exemple, l'influence de la haute fréquence sur le diabète! Mais l'électricité statique enregistrait les mêmes succès jadis; les maladies nerveuses, l'anémie n'ont réalisé aucune amélioration ; les affections utérines n'ont rien à en espérer. Les publications personnelles ne sont souvent d'ailleurs qu'une réclame déguisée.

tels. Ces derniers, d'ailleurs, sont mitigés par des dispositifs particuliers qui suppriment une grande partie de l'action sur les sujets au profit de la suggestion de ce même sujet, par des effets bruyants ou lumineux qui sont le côté charlatanesque, critiquable de ces merveilleuses applications.

Là encore, nous constatons l'illogisme de nos praticiens. Nous voyons des docteurs, restés indifférents à l'électricité pendant une grande partie de leur carrière, parce que en s'amusant jadis, ils avaient éprouvé certains effets inattendus des courants électriques, qui ont résisté à l'entraînement vers ces courants, les considérant comme dangereux, difficiles à employer sérieusement, qui se précipitent sur les fantaisies scientifiques, sans arrière pensée, alors que précisément elles peuvent être dangereuses, soit dans leur direction, soit dans les effets de leur application.

Le courant électrique se trouve toujours en présence d'une valeur inconnue : le sujet. La médecine électrique ne peut donc avoir la prétention d'être jamais une science exacte et nous mettons en garde le praticien, dans « l'Electricité et la Thérapeutique moderne », contre la présence trompeuse des chiffres dans les traitements électriques.

J'ai vu des médecins dégoûtés par des insuccès successifs dans les opérations de l'urèthre et de l'intestin, parce qu'ils avaient interprété le chiffre donné dans un « Précis » quelconque, en faisant abstraction de leur intelligence et de leur réflexion.

Quelle doit être la conduite de l'électricien mathémacien, en présence d'un malade ne pouvant supporter l'intensité indiquée par les maîtres? Doit-il abandonner son sujet, doit-il diminuer l'intensité? A notre point de vue, le sujet doit être abandonné. Sinon, il faut à tout jamais abandonner le chiffre.

Apostoli indiquait des courants de 150 à 250 m. a. Ce fut une méthode absurde que j'ai toujours combattue et qui s'appela du nom pompeux de « Méthode des grandes intensités »' Un certain nombre de praticiens prétendent (je ne sais vraiment pourquoi) appliquer la méthode d'*Apostoli* et ont descendu les intensités jusqu'à 40 et 50 unités. C'est absolument illogique, il faut tout ou rien. De deux choses l'une : ou l'application des grandes intensités, qui est une aberration, ou l'emploi du courant sans méthode avec pour guide le bon sens, la sensibilité du sujet, l'observation! Depuis plusieurs années, un grand mouvement s'est produit dans ce sens; il faut en féliciter le praticien et rassurer le sujet.

Le courant d'induction, avec ce « monstrueux petit appareil » dont nous sommes responsables dans l'avenir, d'après *Bordier*, donne précisément de magnifiques et ininterrompus résultats parce qu'il est abandonné à la fantaisie de tous. Il n'y a rien comme les faits pour établir des principes! Ceux-là sont indiscutables (1).

Résumé : Donc, la « sensibilité » du sujet est le meilleur de tous les instruments puisqu'il varie de lui-même suivant l'état du sujet.

Exemple d'exagération dans l'application du courant.

Je me rappelle une certaine malade (névralgie de la tête), accourant chez moi affolée et me racontant qu'elle sortait du cabinet d'un spécialiste qui, sans lui demander de détails sur son état, lui avait appliqué un courant sur la tête tellement puissant, qu'elle en avait été hébétée pendant tout le trajet. N'y a-t'il pas moyen, ajoutait-elle, de s'électriser sans souffrir ainsi ?

Un autre jour, c'est une paralysie faciale. Mon médecin, me dit le malade, m'électrise 2 fois par jour avec des courants si forts que je lui ai dit, qu'il paraissait me donner des « coups de marteau de forge ».

(1) On nous promettait comme un « Sauveur » un galvanomètre pour la mesure des courants d'induction ! Espérons que nous ne le verrons jamais ; ce serait la mort de ces courants! Que veut-on donc de plus que leurs succès constants ! !

Une excellente méthode d'électro-massage dans les névralgies, migraines, etc.

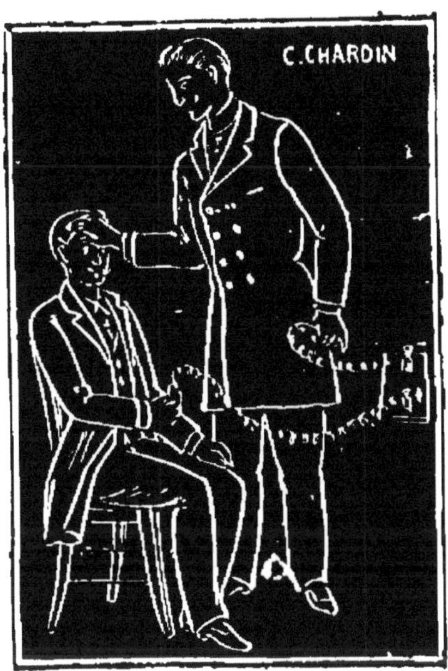

Fig. 456.

Intervention autrement recommandable que tous les médicaments qui se succèdent en donnant ainsi la note exacte de leur impuissance.

Des malades arrivés à un état complet de prostration, se trouvent dégagés, débarrassés au point de crier au « miracle » sur cette intervention intéressante.

« Ne pouvant supporter ce traitement qui me rendrait fou, et qui ne me donne aucun résultat, je viens vous demander s'il n'y a pas moyen de faire autrement, car j'ai confiance en l'électricité. »

Je prends ces exemples entre mille, pour faire comprendre que l'on a toujours tendance à employer des courants trop forts.

Il y aurait toute une étude intéressante qu'il ne faut pas risquer dans ce moment d'hallucination, où tous les procédés sont exagérés, tous les principes plus embrouillés que jamais par des inventions plutôt physiques que médicales, où le tam-tam et les feux d'artifice ont pris la place du silence bienfaiteur et de la réflexion. Il y a tendance à faire du métier et non de la science; à plus tard les études sérieuses.

Opportunité d'une Application
Anciens principes empiriques
Nouveaux principes basés sur la Pratique et la Logique.

Plusieurs auteurs se sont appliqués à nous imposer des principes qui, comme toujours ne reposent sur rien !

Onimus électrise une paralysie quinze jours ou trois semaines après l'attaque. Pourquoi ?

Sous prétexte, je crois, de ne pas créer une excitation artificielle en communauté d'action avec l'excitation réelle

A-t-il eu des exemples venant confirmer cette affirmation, je me permets d'en douter, sachant par expérience comment il procède. Si, au contraire, dans ce cas nous appliquons mon principe qui consiste en des interventions faibles, nous profitons de l'état particulier de l'organe, pour en reconstituer les éléments. Nous en avons eu les preuves dans des cas fréquents. La paralysie faciale à frigore, que le même auteur traite huit jours après l'attaque a toujours été traitée par moi le plus immédiatement après et avec des résultats qui ne me laissent aucun doute sur la perfection de ma méthode. (1)

Dans le rhumatisme du deltoïde, une application tardive (trois ou quatre jours seulement), entraîne un traitement trois et quatre fois plus long.

Tous les phénomènes morbides dans lesquels l'électricité est appelée à intervenir doivent être entrepris aussitôt que possible. Mais alors suivant une logique qui sert de base à toutes nos observations il faut suivre attentivement les effets du courant et le doser prudemment avec l'idée préconçue de remplacer par le facteur temps, le facteur intensité.

C'est ainsi que dans plusieurs cas d'hémiplégie, nous sommes arrivés à des résultats inespérés, mettant sur le compte de notre prompte intervention, un rétablissement exceptionnel.

Si nous acceptons résolument ce principe que toutes les lois, habitudes, etc., qu' régissent l'électricité, ne sont que des élucubrations fantaisistes (et il en est ainsi, je l'affirme), nous pouvons donc facilement admettre mes prétentions.

En médecine vulgaire, aussitôt qu'une affection se manifeste on intervient : saignée (jadis), sangsues, sinapismes, etc., tout est mis en œuvre. Mais l'électricité, l'agent actif et inoffensif par excellence qui, (je me répète avec intention), agit directement sans gêner ou obliger à un travail exceptionnel aucun organe, l'électricité n'est appelée que longtemps après. Pourquoi donc ?... Ne voit-on pas là une intrigue, un calcul, cher-

(1) Le Dr X.... frère d'un médecin, m'apportait un jour à réparer un appareil de ce dernier, pour traiter une paralysie faciale visible d'ailleurs et datant de la veille. Il faut, lui dis-je, vous électriser de suite. — Oh ! non, répondit-il, dans quelques jours seulement. — ?... Onimus le conseille ainsi... — Pourquoi ? Donne-t-il des raisons ? (C'est une marotte chez moi de vouloir toujours le Pourquoi ?)— Je n'en sais rien, me fut-il répondu. Alors, j'insistai si bien que l'application fut faite par mes procédés et quand le docteur vint chercher son appareil trois jours après, il était presque guéri.

chant à diminuer les apôtres de ce magnifique agent, quand au contraire, on devrait chercher à le mettre dans toutes les mains.

Durée des applications du courant électrique.

Il est de règle de limiter la durée d'une application de façon à ne pas mettre la patience du sujet ou de l'opérateur à une trop rude épreuve. Ai-je besoin de faire remarquer que les grands gestes d'un électricien en renom, qui presse sa boîte osseuse en présence d'un chiffre à déterminer, est une pure comédie et que l'ordonnance qui porte ce même chiffre souligné, comme pour en affirmer l'importance, est une simple fantaisie ?

Aucune observation ne peut permettre de fixer un temps d'application répondant à un besoin, à un résultat et quand nous lisons dans *Bordier* : 5' de courant continu, 6' d'induction, 3' de statique, sachons bien que le savant n'a pas d'autre raison que la nécessité de dire quelque chose !

J'ai connu de nombreux malades qui n'obtenaient de calme dans leurs accès goutteux, que par des applications de 4 à 6 heures de courant d'induction chaque jour (1) sans jamais avoir eu à s'en plaindre.

(1) Le chef d'une de ces grandes entreprises louches et malhonnêtes auxquelles le « Quartier de l'Europe » sert de repaire, entreprenait jadis le traitement de la goutte par le courant électrique et quoique tous ses clients aient eu à se plaindre de vols audacieux (sous prétexte de loyers en retard) (historique), tous, sans exception, lui pardonnaient « parce qu'il leur avait donné le moyen d'empêcher la douleur » et venaient acheter un appareil après avoir abandonné le fripon, pour continuer leur traitement. C'est ainsi que je les ai connus; quels enseignement peut-on tirer de pareils faits ? l'indifférence coupable du médecin, la mansuétude de nos gogos. Pauvre public ! Et cet homme t'attire encore par de mensongères annonces de guérisons imaginées d'un bout à l'autre sous la protection de diplômés

Personnellement, dans certaines attaques d'arthrite goutteuse, affectant particulièrement l'orteil, j'eus l'idée, de faire de longues applications, tout en faisant mes travaux de bureau, applications qui paraîtraient insensées à l'école officielle à court de principes et j'obtins des résultats remarquables. (Voir page 181 et à la fin).

Ainsi donc, le temps d'application que fixent les auteurs dans leurs « Précis » et « Guides » divers, peut être un écueil et conduire à un insuccès.

Un malade du Dr *Lefort*, frappé de cécité subitement, pendant son séjour sur le navire qui le ramenait en France et guéri par l'application de courants faibles, me disait : « Le « grand défaut de ces traitements, c'est la persévérance qu'ils « imposent ; il faut vraiment vouloir guérir (1) pour avoir la « patience, pendant 8 mois, de faire chaque jour 6 ou 8 heu- « res d'application, surtout quand la guérison s'accentuant, on « peut reprendre quelques occupations ».

Je dirai que certaines occupations n'empêchent nullement l'électrisation de la région malade (principe résultant de mes théories), et que par conséquent, tout état stable peut permettre l'application d'un courant. Ainsi, l'esprit n'est pas affecté par l'abrutissante occupation de tenir les électrodes pendant longtemps. Ces électrodes (qui peuvent toujours être des plaques, sont facilement fixées en place par un bandeau ou même par une ficelle).

Cette observation fait ressortir mieux que tout autre argument l'avantage de la possession de l'appareil par le sujet. Com-

réduits à la plus honteuse servitude : sans aucune notoriété, sans garanties, par conséquent. Et tu portes consciencieusement ton argent et ta santé à ces tristes épaves d'une société coupable !

(1) Madame X... me demande à voir un appareil ordonné par son docteur et qui doit sauver son enfant d'une atrophie grave. — Ah ! Monsieur ! c'est bien volumineux pour le voyage ; l'enfant s'en passera ! Demandez donc de la persévérance à cette femme.

ment, en effet, un spécialiste, comment un docteur pourrait-il entrer dans cette voie!

Je me demandais souvent jadis où *Duchenne* puisait assez de patience pour supporter la fatigue morale de ces occupations sans intérêt! Car enfin, puisqu'il «localisait» il n'avait plus qu'à demeurer soigneusement aux endroits choisis, quand il les avait trouvés! Mais de nos jours, l'électricien n'ayant même pas cette première et intéressante préoccupation, voit son intervention réduite à une manœuvre sans intérêt, et le temps doit lui paraître bien long!! Pourquoi s'abaisser à ce point et ne pas avoir le courage d'analyser son rôle et de passer la main au sujet? Tout le monde et l'électricité surtout, s'en trouveraient à merveille.

Et puisque nous ne pouvons invoquer aucun principe pour limiter la durée d'une application, rappelons-nous que l'exagération dans ce cas ne peut avoir aucune conséquence fâcheuse et envisageons-la comme un moyen sérieux, d'amener un résultat là où la routine a échoué!

Des électrodes ou accessoires d'application. L'exagération de leur rôle par l'école classique; leur rôle véritable.

La même incohérence, la même exagération règne dans les accessoires d'application comme dans les appareils eux-mêmes. Quand un principe est mauvais, quand une idée est fausse, le praticien cherche toujours à côté de la question même, son espoir est toujours déçu, et sa réflexion aiguillonnée sans entrave.

Nos catalogues ont été encombrés des inventions diverses de nos électriciens; les constructeurs guidés par le même sentiment, ont fait chorus, et la médecine électrique comme la chirurgie, s'est vue engloutie sous un amas d'inutilités. Pire même qu'en chirurgie, car l'instrument répond souvent à une qualité ou un défaut individuel, qu'il cherche à satisfaire ou à rectifier, tandis qu'en électricité ce n'est jamais qu'une manière nouvelle d'appliquer le courant.

La « localisation » a surtout excité l'esprit inventif des masses; les *Apostoli*, les *Bergonié*, les *Danion*, les *Delineau*, les *Foveau*, les *Porson*, les *Régnier*, etc., se sont crus des génies en modifiant, rectifiant, imaginant des combinaisons souvent des plus discutables théoriquement parlant.

Danion fait passer le courant par un point déterminé. (Voir page 141, fig. 719-720), *Foveau* redresse un utérus par une action interne et un effort externe, comme si le courant transformé en un second lui-même, venait au secours de sa bonne volonté, au moment voulu. (Voir page 142).

Delineau, fait des électrodes lancéolaires aux formes suggestives, comme s'il espérait prendre le courant par une coquetterie raffinée.

Apostoli nous a saturés d'électrodes unipolaires, bipolaires des plus originales. (Voir pages 140 et suivantes).

Porson, a cru devoir les modifier. (Voir page 140) Perforer l'utérus était pour lui cruel, mais le perforer et porter le courant dans un milieu déterminé, cela devait être l'idéal !

D'autres imaginent des théories livresques, basées sur la décomposition de l'électrode. Electrolyse cuprique (cuivre), zinc, aluminium! Tous les métaux y passent, et les résultats magnifiques au début sont tellement sincères, que quelques jours après, les électrodes sont oubliées! Pourquoi donc encombrer ainsi une méthode, pourquoi toujours ces fugues en dehors de la seule action immuable, inattaquable « l'électricité. »

Ainsi, toutes ces conceptions ont le défaut pratique de tourmenter un organe sous prétexte de le tonifier.

Des Electrodes ou accessoires d'application

L'exagération de leur rôle par les écoles diverses.
Leur rôle véritable.
Anciens systèmes pour la perforation de l'utérus.

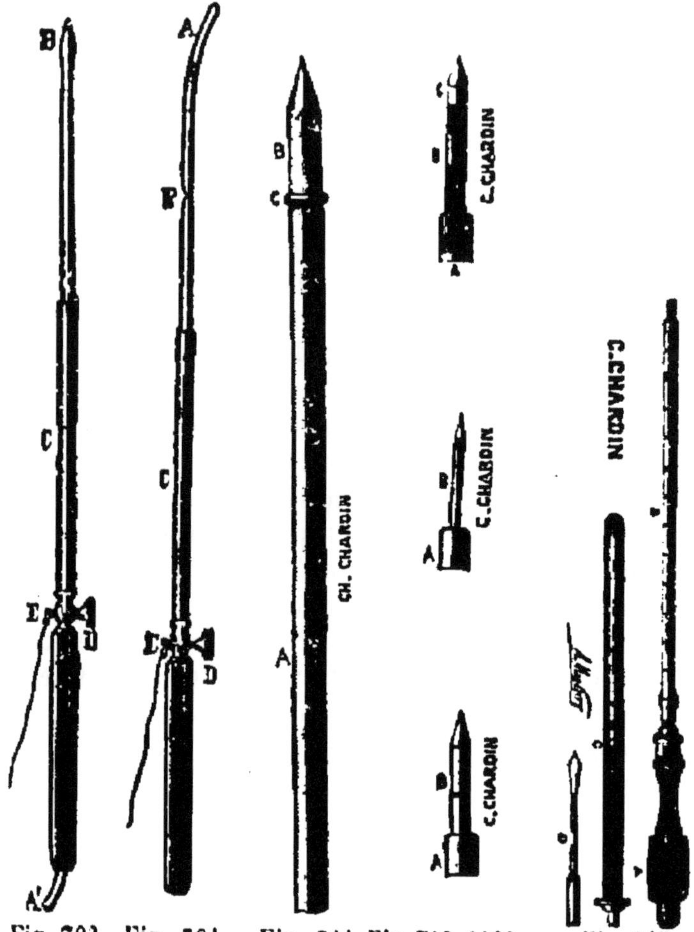

Fig. 703 Fig. 704 Fig. 711 Fig. 712, 1103, Fig. 715

Ce tableau représente pour ainsi dire l'âge de la barbarie. C'est à qui trouverait un instrument raffiné pour mutiler les malades. Peut-être certains cas demandent-ils à être traités ainsi, je voudrais seulement, comme toujours, savoir pourquoi. Ainsi jadis, la clinique de la rue du Jour était arrivée à « la folie de la perforation » sans raison, pour la galerie, comme si une partie du corps était faite en prévision de devenir un jour une écumoire, sans inconvénient. Résultat véritable : abandon, oubli.

Je les construis toujours.

Electrodes ou accessoires d'application

L'exagération de leur rôle par les écoles diverses.
Leur rôle véritable.
Systèmes pour action intra-utérine.

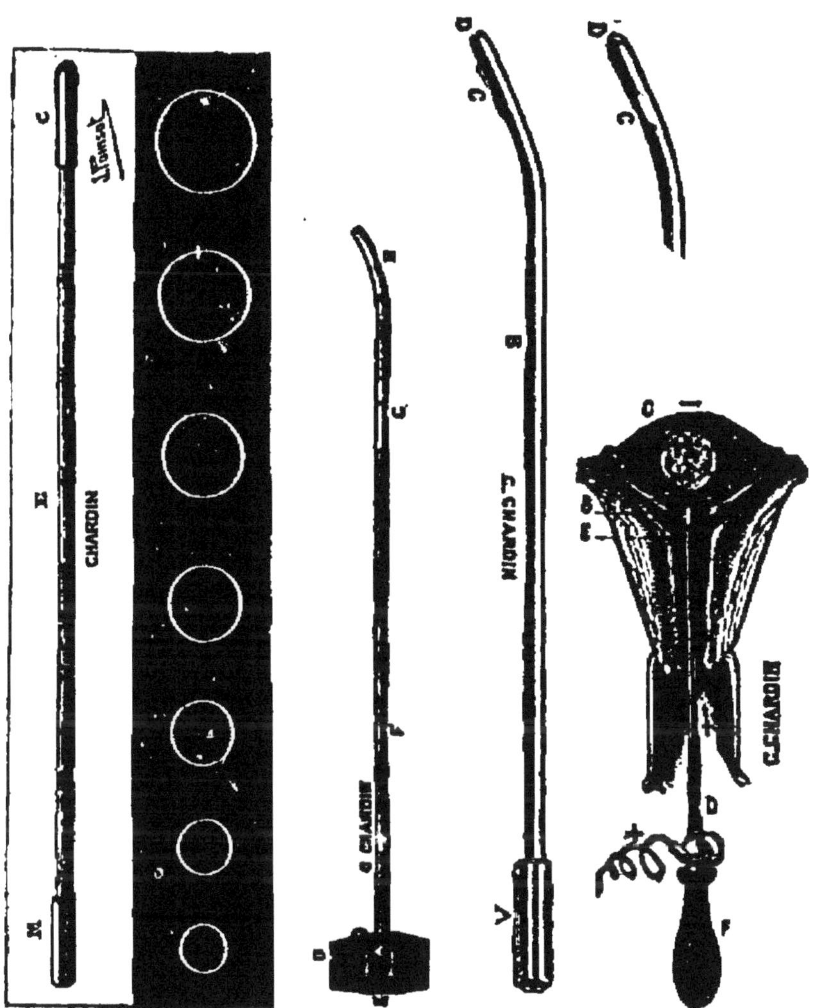

Fig. 193 Fig. 196 Fig. 719, 720 Fig. 710

Le n° 193 représente les électrodes en charbon de cornue.

Le n° 196 offre une action bi-polaire Pourquoi? Dans quel but? Quel est le résultat? Toutes questions peu éclaircies, et, comme on le voit en fait, sinon en réalité, importantes!!

Les num. 719 et 720 offrent en *C* un point métallique conducteur. C'est l'idéal d'une conception maladive.

Le n° 710 présentait des avantages que je ne me rappelle pas; c'est sans importance.

Résultat véritable : abandon marqué, oubli. (*Je les construis toujours.*)

Electrodes ou accessoires d'application

L'exagération de leur rôle par les écoles diverses.
Leur rôle véritable.

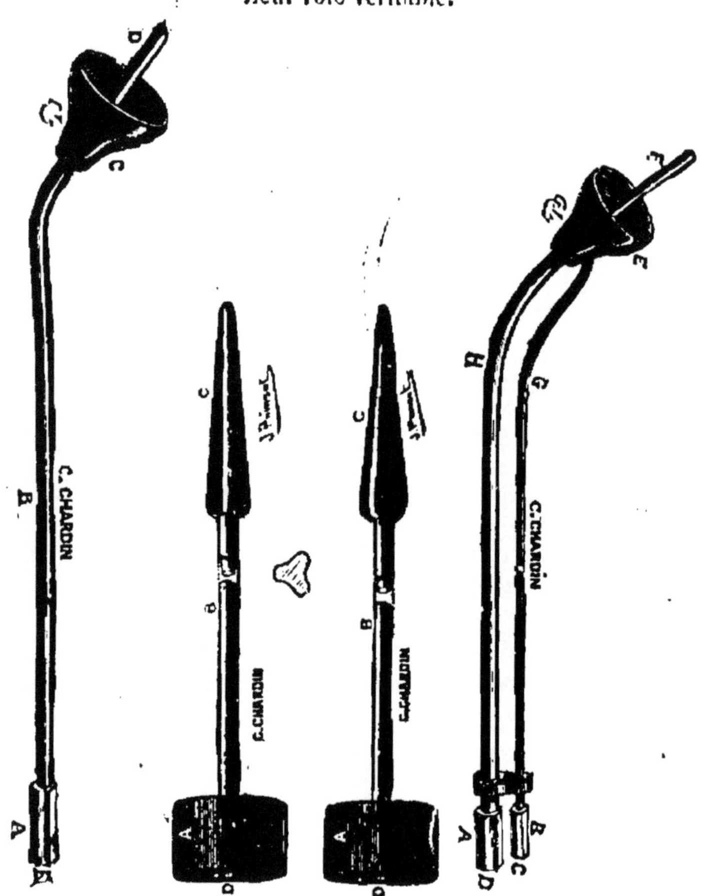

Fig. 893 Fig. 898 Fig. 897 Fig. 894

Les 893 et 894 ont-ils donné des résultats ? Jamais je n'en ai connu ! C'est une action complexe, illogique, puisqu'une déviation d'organe est la conséquence de la perte de vitalité de certains ligaments, le retour de ces ligaments à leur état normal dispense de toute action extérieure.

Les 897 et 898 sont, on doit en convenir, de la plus haute fantaisie. Pourquoi pas faire graver dans la masse l'œil scrutateur et profond de l'auteur ?

Résultat véritable : abandon marqué, oubli. Je les construis toujours.

Electrodes ou accessoires d'application

L'exagération de leur rôle par les écoles diverses.
Leur rôle véritable.
Systèmes bi-polaires. Modification de la muqueuse.

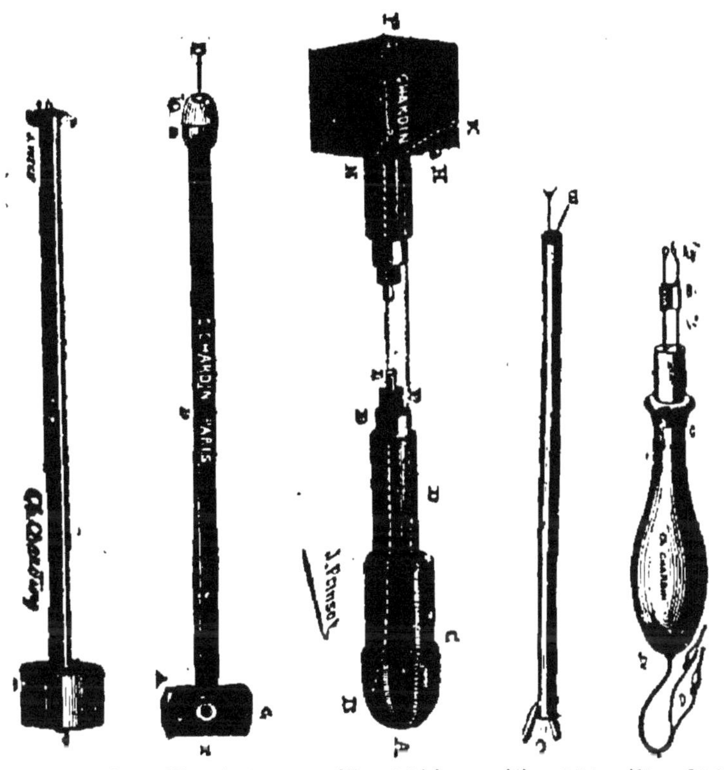

Fig. 716 Fig. 717 Fig. 1048 Fig. 750 Fig. 214

Les num. 716 et 717 sont de deux auteurs : quand l'un faisait une pastille, l'autre imaginait une olive : voilà leur réel mérite!

Le nº 1048 est une fantaisie sans principe.

Le nº 750 est un crayon électrolytique! Pourquoi pas. Tout n'était-il pas possible pour l'électrolyse?

Le nº 214 est destiné aux taches de l'œil. Son succès fut peu important parce que le résultat nul ou à peu près était trop facile à vérifier. Pourquoi des actions bi-polaires? Pourquoi cette manie de toujours, vouloir embrouiller les principes et les effets?

Résultat véritable : abandon, oubli.

Electrodes ou accessoires d'application

L'exagération de leur rôle par les écoles diverses.
Leur rôle véritable.

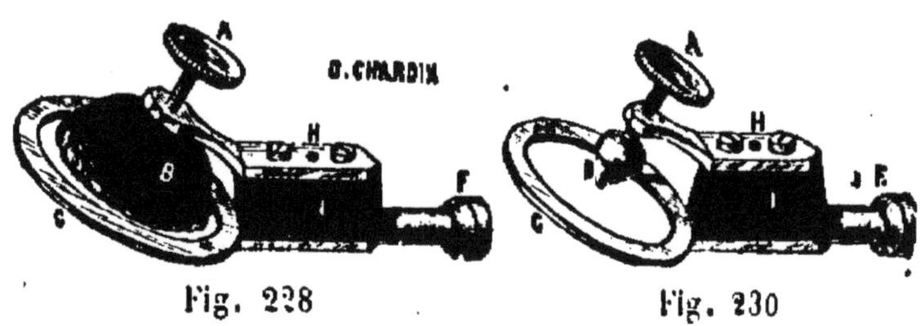

Fig. 228 Fig. 230

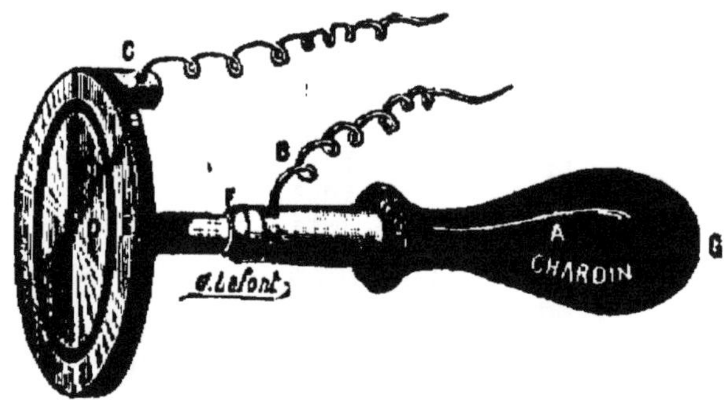

Fig. 751

Electrodes de *Boudet* : Pour la modification de l'épiderme. Satisfaction donnée à l'esthétique. Cette époque fut un vrai concours des fantaisies les plus extraordinaires. Les résultats furent merveilleux tant que l'on se contenta d'en croire l'auteur, mais du jour où la pratique en essaya, le rôle fut terminé.

Il en est ainsi de toutes les méthodes qui ne reposent sur aucun principe. *Boudet* perdit le bon sens et la vie à poursuivre des complications sans fin.

Fit-il faire un pas à l'électricité, à ses résultats pratiques? non! et la question serait devenue, entre ses mains, inabordable pour le plus grand nombre.

Résultat véritable : oubli.

Electrodes ou accessoires d'application

L'exagération de leur rôle par les écoles diverses.
Leur rôle véritable.

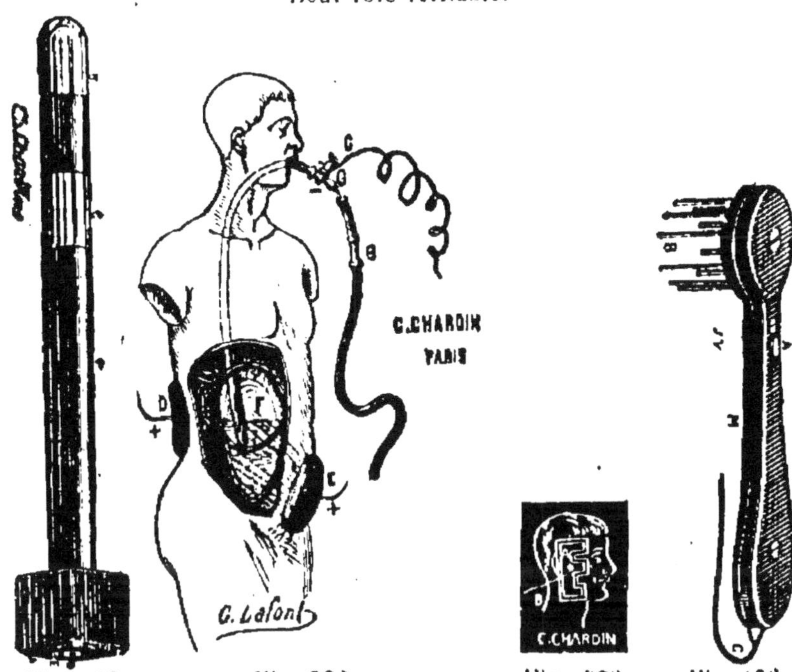

Fig. 186 Fig. 828 Fig. 973 Fig. 176

Le 186. — Excitateur bi-polaire vaginal pour courant d'induction. Fantaisie sans but : pourquoi limiter une action en un point d'un organe? C'est contre tout bon sens et d'ailleurs mal défini!

N° 828. — Electrisation de l'estomac (mode interne) : Les applications externes dont le Dr *Potain* était un grand partisan donnent des résultats qui ne peuvent plus être contestés. La méthode interne n'a jamais montré de supériorité et elle présente le grand inconvénient d'être pénible pour le sujet et de faire intervenir le médecin dans une besogne ingrate.

Le. 973. — Combinaison pour le traitement du trijumeau (*Voir* l'électrode dispense de tout commentaire). Pourquoi ne pas y graver le portrait de l'auteur? Peut-être serait-elle plus efficace. (Malgré leurs foudres et leurs combinaisons, nos électriciens n'ont rien fait pour cette affection, la seule qui se soit montrée rebelle à *Duchenne*. (*Voir mon traitement*, page 170.)

N° 176. — Excitateur bi-polaire?... Pour qu'il ne soit pas uni-polaire, sans doute!

Résultat véritable : abandon progressif, oubli.

Électrodes utiles dans l'emploi journalier

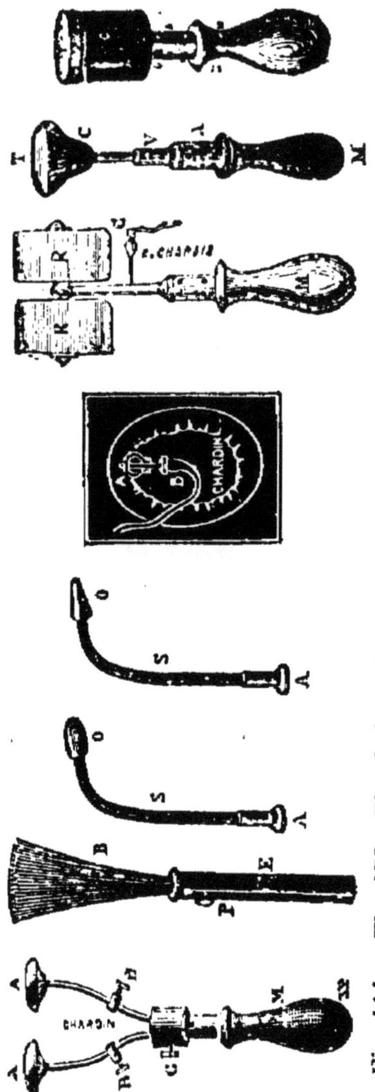

Fig. 821 — Fig. 822 — Fig. 820 — Fig. 159 — Fig. 142 — Fig. 143 — Fig. 158 — Fig. 144

Les 821 et 822 permettent d'isoler l'opérateur.

Le 820 facilite l'électrisation de toute une surface sans exciter inutilement l'épiderme par le frottement.

Le 159 est l'électrode par excellence pour la bonne circulation du courant : la dimension doit être ce que l'endroit d'application permet.

Le 142 permet d'électriser plus spécialement un point; c'est une concession de mes principes aux idées de l'école.

Le 158 permet d'exciter l'épiderme; *Duchenne* a bien essayé d'expliquer cette action! Les raisons sont fort discutables. Je considère surtout que ce pinceau donne une sensation différente des électrodes planes; certains sujets le préfèrent.

Les 144. — Ces electrodes donnent lieu à diverses combinaisons ayant pour but de laisser libre l'une des mains de l'opérateur. Certaines d'entre elles sont bipolaires! Pourquoi? Je ne veux pas, par sympathie pour les innovateurs, répéter la raison que je donne en autre lieu. Je reste convaincu qu'il n'y en a pas de scientifique.

Électrodes utiles d'emploi journalier

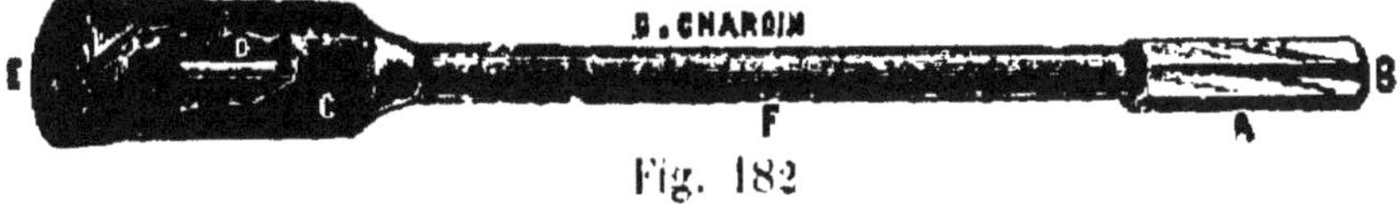

Fig. 182

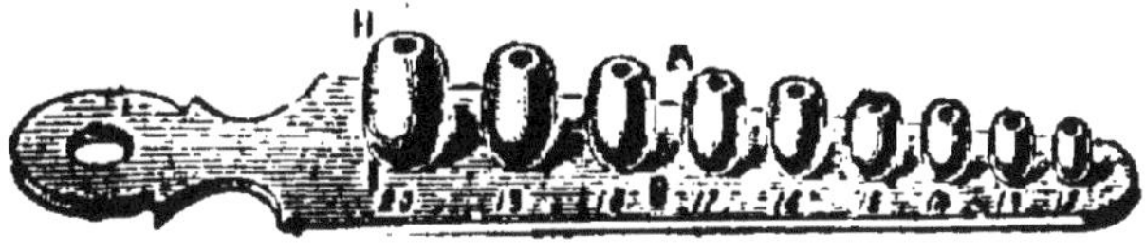

Fig. 170

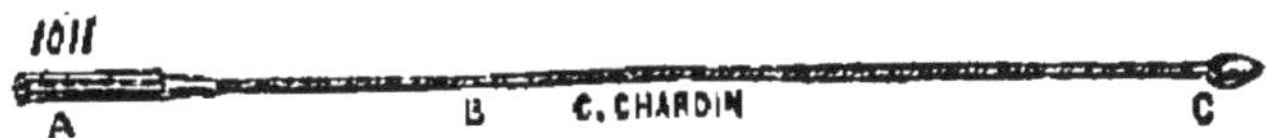

Fig. 1011

Le 182 permet l'application du courant électrique sur l'utérus. Sans danger d'escharres ou d'action transversale. C'est l'électrode classique pour cet organe (1).

Le 1011 est un porte-olive, qui permet de faire varier la dimension de l'olive suivant l'âge du sujet ! C'est un moyen employé dans diverses affections de la vessie. (Voir fig. 177, p. 115.)

Le 170 est une série d'olives répondant au but précédent.

Voir fig. 188 la sonde de *Boudet* pour lavements électriques (page 101).

(1) Je compte bien avec ces exposés supprimer toute hésitation dans l'esprit du médecin. Le jeune médecin de l'Est dont il est question, p. 102, me disait combien il était difficile « avec les maîtres » d'obtenir une explication sérieuse : Le Dr G... a une façon de s'échapper par la tangente qui est tout un talent, disait-il ! En électricité il en a toujours été ainsi, lui dis je, et je cite ailleurs, dans un autre milieu, Rhumkorff, que j'ai personnellement connu, qui, en Allemand matois, parlait mécanique avec l'électricien et électricité avec le mécanicien, qui, tous deux, abusés par l'habile subterfuge, s'en allaient devisant sur le savoir de l'illustre bonhomme... qui n'eut d'autre mérite que de donner son nom à un appareil pour lequel il n'était qu'un simple manœuvre. Actuellement, avec le secours des expressions techniques, qu'en perroquets ils apprennent dans les publications, nos électriciens sont insaisissables dans l'arène théorique ; ils détournent l'esprit gênant de leur interlocuteur qui ne s'aperçoit que trop tard qu'il n'a rien appris à ce contact si plein de promesses !

Enfin, il me paraît important de rappeler au praticien, toujours dans un but de simplification, que tous les accessoires d'appareils peuvent être utilisés avec tous les courants en tenant compte cependant de l'action chimique du courant continu qui peut décomposer le métal et oxyder ou salir les électrodes métalliques.

La routine a voulu que les divers appareils comportent divers genres d'électrodes. C'est pure fantaisie !

Les Allemands, toujours prolixes et obscurs, multiplient cette instrumentation comme à plaisir. Il faut y voir une ignorance complète des principes vrais de l'électrothérapie ou un entraînement commercial qui chez eux prime tout !

Rappelant ce que je dis page 71 du plus abondant électrothérapeute, j'ajouterai que ses électrodes n'ont jamais varié, pendant cinquante années (plus peut-être) d'exercice qui lui ont permis d'envisager tous les cas. Certes, il n'y a aucun inconvénient à multiplier les électrodes, et je n'en parlerais pas si je n'avais toujours en vue la « simplification de l'électricité ». Elles ont le sort de toutes les excentricités sans but, sans principe. Peut-être se placent-elles encore dans les vitrines de collection, mais c'est [illegible] ce qu'un avenir très immédiat leur accordera.

Si je n'avais d'autres preuves de l'illusion de la localisation comme je la trouverais dans ce jugement du temps ! Jugement sévère, puisque de la polémique d'*Apostoli* et de *Danion*, il ressort que des accidents mortels ont été le résultat de cette folie impardonnable. Folie, c'est le mot, puisque aucun principe, aucun raisonnement sérieux, ne venait soutenir les prétentions de ces auteurs. L'empirisme qui coûte la vie est peut-être une exagération du droit du Médecin sur le sujet !

Les électrodes indispensables se résument donc en plaques, tampons, rouleaux et quand l'accès d'un point interne peut paraître opportun, l'électrode (fig. 182, p. 115) pour l'utérus, par exemple, répond à la théorie et à la pratique.

La Fig. 073, page 145, qui représente une application du

courant à la névralgie du trijumeau (une des dernières inspirations de la féconde école de Bordeaux), ne porte-t-elle pas vers le rire et le doute (1).

Et ces dimensions exactes d'électrodes conseillées par *Bordier*? ne vous paraissent-elles pas, si vous réfléchissez un instant, des enfantillages d'un autre âge?

Tant que nous en serons à des occupations de ce genre, soyons bien persuadés que « l'électricité » n'avancera pas. C'est le mécanicien qui perd son temps à fabriquer une machine dont les axes ne sont pas d'aplomb!

Suivez mes conseils, électriciens de l'avenir. Facilitez par tous les moyens la circulation du courant dans l'organe que vous visez, vous aurez plus de tranquillité et plus de résultat! L'électricité est une puissance qui ne doit pas de longtemps immoler son orgueilleuse origine à la fantaisie des hommes!!

Un appareil nouveau remplaçant tous les autres

Pour mettre en pratique mes théories sur les courants électriques et en rendre des effets plus constants et plus immédiats, il m'a paru indispensable de modifier les applications des courants continus.

Ma nouvelle série n° B 43, qui fait l'admiration de tous et établit un progrès immense sur tout ce qui existait jusqu'alors facilitera beaucoup l'emploi de ces courants.

J'ai imaginé un cordon avec interrupteur qui permettra au malade de produire des interruptions à volonté dans le courant sans se déranger de son application. Un interrupteur automatique que l'on placera dans le circuit et qui exécutera les interruptions.

Ainsi :

Dans les affections articulaires ou dans les atrophies, dans

(1) L'affection du trijumeau est toujours, malgré la diversité des appareils et des électrodes, dans la même situation malheureuse que du temps de *Duchenne* de Boulogne, son traitement n'a pas fait un pas.

les névralgies et où il y a avantage à procéder par tonification, employer le courant continu sans interruption.

Quand l'organe aura repris son état presque normal, apport des interruptions.

Je maintiens toujours les modes des pages 153 et suivantes, d'autant plus dans ce cas que, le courant possédant moins

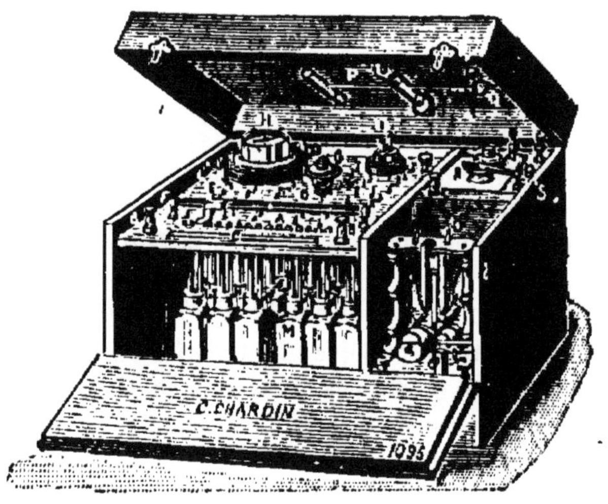

Fig. 1095

Légendes B G H : Courant continu O : Interrupteur automatique démonté P : Balancier de l'interrupteur R : Pile actionnant l'interrupteur : Courant d'induction par les bobines de l'électro-aimant.

de tension que le courant d'induction, sa circulation dans l'économie qui doit être aussi abondante que possible, doit être facilitée par le mode d'application.

Dans les affections musculaires, même procédé, en se rappelant qu'il a été établi que les secousses imposées par *Duchenne* n'ont aucune raison d'être et qu'au point de vue de la satisfaction du malade et du médecin, le courant continu pourra toujours être amené à produire des manifestations appréciables.

Conclusion

Peut-être me reprochera-t-on d'avoir outrepassé les droits qui paraissent résulter du titre de ce travail ? Il faudra voir l'entraînement né de la satisfaction d'avoir relevé des erreurs matérielles sur lesquelles toute une génération de savants a passé sans les remarquer, subissant leurs multiples inconvénients, se précipitant tête baissée dans le néant des erreurs de principe ! Les conséquences de cette critique me paraissent tellement importantes, que j'ai cru devoir exposer celles qui m'étaient suggérées par l'objet lui-même de mon travail, mon but étant toujours d'amener la masse des docteurs vers « l'électricité » j'y suis encouragé par la satisfaction de tous ceux (sans aucune exception) qui ont suivi mon impulsion et mes conseils.

L'électricité est le grand agent de l'avenir : le présent en est un sûr garant, mais il faut que le médecin soit électrothérapeute. La médecine est en retard sur les arts et l'industrie ; la santé étant le plus grand des biens, il faut que notre devise soit « électricité *for ever* » !

Déjà je suis en possession de 132 lettres du genre de celle qui suit, que je cite plus volontiers parce qu'elle démontre l'étendue de mon influence sous ce rapport :

Lettre 9.513 : *Je vous ai demandé la machine « Carré », le compendium D*[r]. *D'ailleurs je m'en rapporte pour le reste au maître Chardin, duquel, à partir d'aujourd'hui, je deviens le disciple.*

Dr *Manuel J...*
Iquitas (Pérou).

Et jusqu'alors je n'avais produit que de timides idées. Bien décidé à soulever tous les voiles, à faire voir les absurdités, les exagérations, les buts dissimulés, je pense que mes travaux pourront avoir pour résultat une propagande avantageuse, utile et moralement compensatrice de quelques haines !

Divers modes d'application des courants électriques.

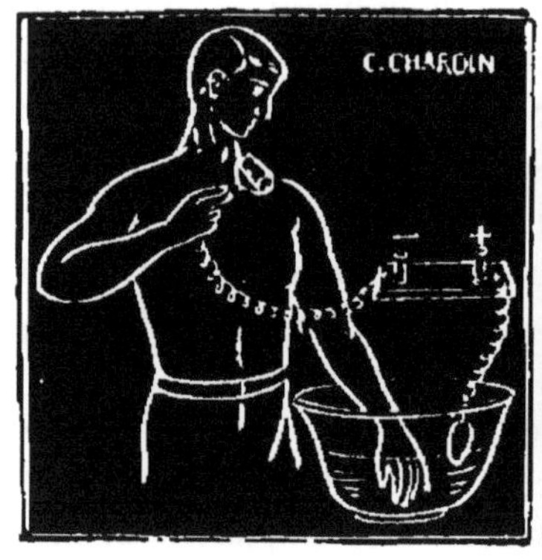

Fig. 451

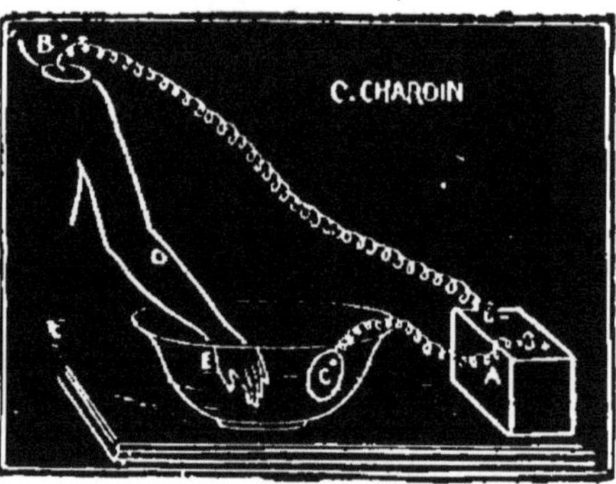

Fig. 393

La Fig. 393 représente le traitement d'une affection quelconque d'un membre supérieur.

La plaque B peut encore amener à la rigueur des escarres à son endroit d'application : il suffit quand l'épiderme commence à ressentir un petit effet anormal, de déplacer la plaque. (Je dis, page 99, que nous faisons des applications régionales et non locales.) D'ailleurs l'escarre ne se produit qu'au bout de dix à vingt minutes d'une application presque insupportable, c'est-à-dire dépassant la sensibilité, (ce que je prohibe absolument).

La Fig. 451 met à l'abri de toute méprise, par le déplacement constant de l'électrode. L'eau ne peut jamais donner d'escarres.

Le déshabillage peut être évité.

NOTA. — *L'eau doit être salée* pour les courants continus (une cuillerée de sel pour 2 litres d'eau chaude ou froide). *Pour le courant d'induction* il est prudent d'employer de l'*eau ordinaire*, le plus faible courant de l'appareil étant souvent trop fort et dans le cas contraire, le graduateur de l'appareil permettant de l'augmenter à volonté.

La peau de chamois qui recouvre les électrodes a pour but de maintenir l'humidité entre la plaque et l'épiderme ; du vieux linge remplit le même but. Il faut éviter de mettre de la pe.u de gants toujours glacée et très résistante au passage du courant. Plus il y a, d'épaisseurs entre le métal et l'épiderme, moins l'escarre est à redouter ; mais le courant est, de ce fait, diminué.

Divers modes d'application des courants électriques.

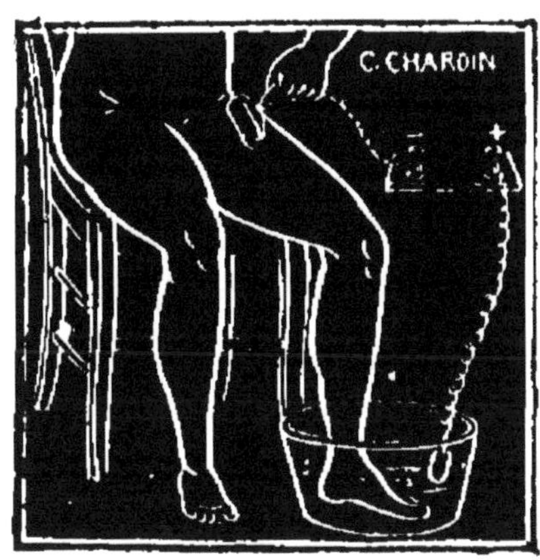

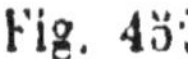
Fig. 452

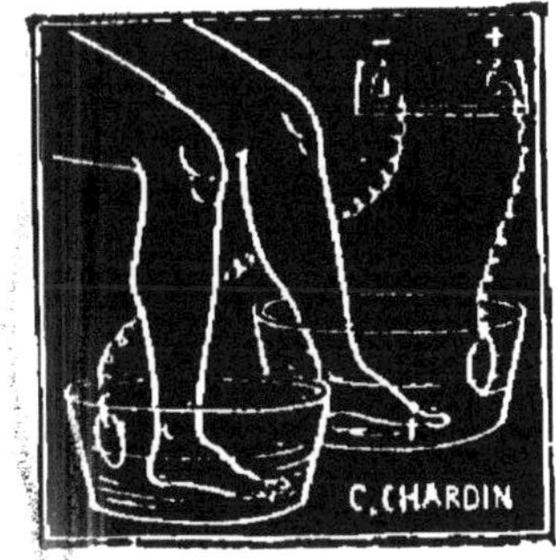

Fig. 454

Ces Figures représentent l'électrisation des membres inférieurs.

Le principe est le même que pour les membres supérieurs.

L'électrode rouleau de la Fig. 452 peut être promenée avec avantage tout autour du corps.

Nous rappelons le principe établi page 95, que le point malade ne doit jamais être électrisé directement ; les électrodes doivent être placées dans la région, aussi loin que possible de ce point.

Si malgré ces observations, le courant était trouvé trop fort, l'eau pourrait être additionnée de glycérine jusqu'à saturation. C'est un moyen simple et infaillible de graduation.

On ne doit jamais hésiter à profiter de l'installation pour agir sur la circulation générale. Quelques minutes (jusqu'à 10), d'action du rouleau sur la colonne vertébrale, en partant de la nuque, sont en réalité une continuation du traitement local et une application généralisée. Nous avons retenu en effet, que le courant, par suite de l'inégalité de la conductibilité des parties saines et des parties malades, se portait infailliblement sur ces dernières, pourvu qu'elles fussent sur sa ligne d'action.

Divers modes d'application des courants électriques

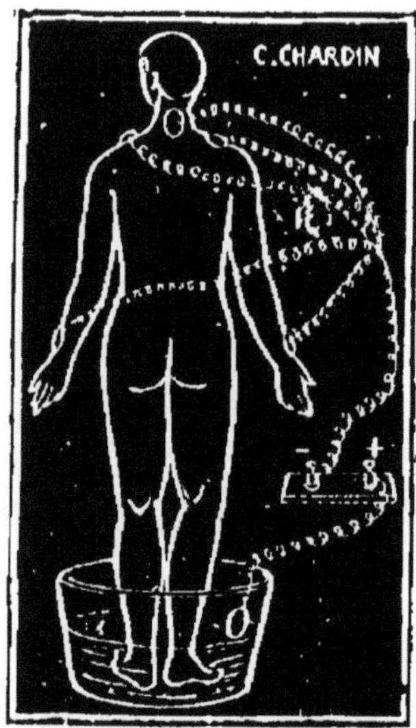

Fig. 455

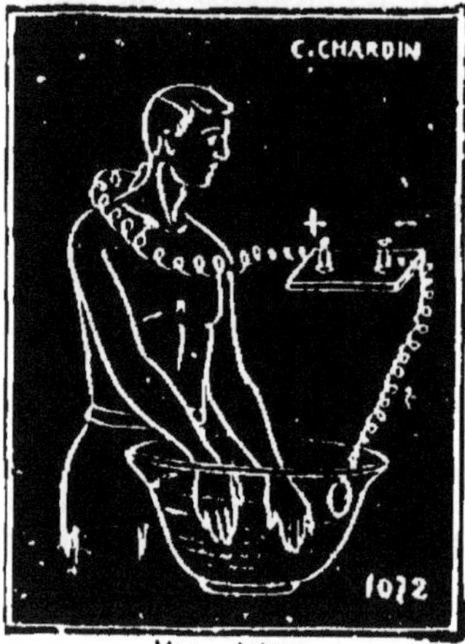

Fig. 1072

La Figure 455 représente une application idéale : circulation abondante du courant, comme je l'indique page 15[illegible], aucune crainte d'une action secondaire.

Le déshabillage peut être évité en plaçant seulement une plaque à la nuque.

Cette Figure représente une action généralisée par l'intermédiaire de tous les centres d'innervation.

Dans l'anémie, chlorose, nervosisme, etc., c'est une méthode parfaite. On conçoit facilement que le spécialiste lui préfère la forme statique. Le malade placé tel quel sur un tabouret et même sur le même sol que la machine ; celle-ci actionnée par un moteur quelconque et le malade saturé d'électricité. Mais j'ai des exemples de sujets contaminés, guéris par le courant continu ; je ne sache pas que le courant statique ait jamais atteint ces hauteurs !

(Voir le Nota, page 152).

Divers modes d'application des courants électriques.

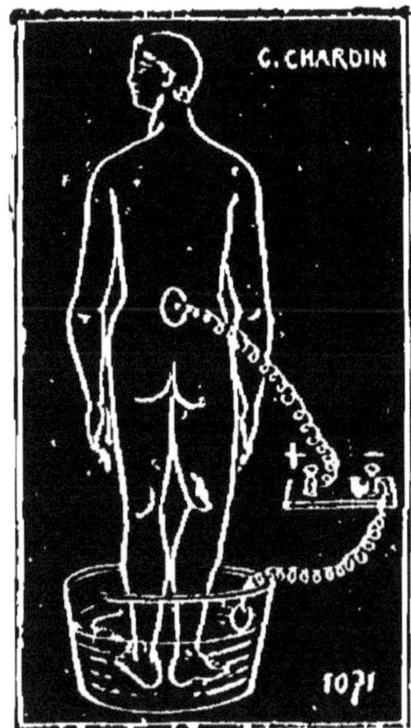

Fig. 1071

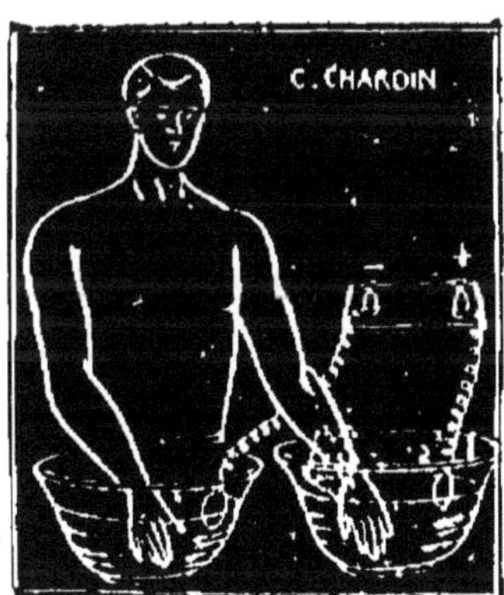

Fig. 1072

Cette Figure intéresse principalement la partie inférieure du corps : les rhumatismes locaux, le tabès, la paralysie agitante, les entorses et, en général, toutes les affections de cette région.

Les pôles peuvent être indifféremment placés. J'ai démontré, page 98, le mal fondé des prétentions et des actions différentes, suivant la position des pôles d'application.

La Fig. 1072 représente l'électrisation de la partie supérieure du corps : Rhumatismes, rhumatisme du deltoïde, atrophies, si l'on ne veut s'astreindre à l'application locale de la fig. 393, page 152, quand on veut éviter toute crainte d'escarre.

Ces applications sont, en un mot, la conséquence de mes principes, qui veulent « que le courant, « en traversant une région, se rend « plus particulièrement dans les « parties affectées, rendues de ce « fait plus conductrices. »

(Voir Nota, page 152.)

Observation importante.

Il ne faudrait pas conclure de mes critiques que j'exclus de ma fabrication le moindre objet contenu dans mes catalogues successifs. Je n'ai pas la prétention d'imposer immédiatement mes idées. Le médecin pris entre le spécialiste, le professeur de Faculté, le professeur libre et le simple électricien hésitera toujours à me donner raison. Il ne descendra pas illico au fond de son esprit pour chercher les garanties de l'une ou l'autre partie. Il ne verra pas l'électricien aux prises avec une seule préoccupation, une seule idée, en posséder tous les éléments, mieux que le spécialiste, en butte à toutes les futilités et inutilités d'une instruction officielle. Car enfin, le médecin, destiné à la pratique journalière, obligé d'étudier aussi complètement la théorie que son collègue appelé aux laboratoires et à une vie d'expériences, me rappelle le négociant en denrées coloniales ou en tissus, auquel on fait apprendre le latin et le grec. C'est, dans ce cas, une raison majeure pour en faire un piètre commerçant, parce qu'il perd son temps près de choses inutiles au moment psychologique de l'assimilation facile, et qu'il acquiert des vues d'une certaine élévation, théoriques en un mot, qui se heurtent perpétuellement à la brutalité de la pratique. Ainsi du médecin! Le spécialiste en électricité devrait se donner exclusivement à cet art et entrer dans la pratique sans se préoccuper des théories.

C'est alors que nous assisterions à une révolution électrothérapeutique! Au lieu de suivre une seule voie, l'esprit dégagé de toute attache, ne verrait que la pratique et les faits, et nous pourrions sortir d'un cours d'électrothérapie avec un bagage ayant une certaine valeur.

Pour quelle raison *Duchenne* fut-il grand et unique en son genre? Était-il donc un médecin renommé, un électricien réputé, un savant, en un mot? Non, certes! Il était simplement, d'après *Constantin Paul*, qui le racontait à haute voix, dans son service de la Charité, un mauvais médecin ignorant des choses classiques, et le narrateur ne manquait pas d'en tirer des conclusions toutes à la louange de l'esprit d'observation, d'assimilation de *Duchenne* et de son travail obstiné.

L'avoué, l'huissier, qui ne connaissent du droit que les éléments pratiques, dirigent les intérêts vulgaires autrement mieux que le professeur de droit. J'ai dans ma parenté des personnages marquants dans cette science, et, comme tout négociant, j'ai été en butte à certaines difficultés pratiques; le professeur consciencieux m'a toujours conseillé de prendre langue avec un praticien et surtout un praticien d'ordre inférieur.

J'ai vu un professeur présenter chaque année à son cours d'électrothérapie mon ancienne pile au sulfate de cuivre, depuis longtemps abandonnée par moi-même, théorie, définition, application demandaient au moins trente minutes pour arriver à en déconseiller l'emploi, à cause de ses inconvénients pratiques! Est-ce donc un temps bien employé; est-ce donc une manière de rendre les jeunes esprits précis et pratiques?

C'est donc par fatalité que l'on voit le médecin accueillir toutes les méthodes et plus facilement les plus excentriques, les plus nébuleuses et accepter toujours difficilement une chose simple et présentée avec simplicité!

Le bain froid dans la fièvre typhoïde, dont l'originalité est amplifiée sans doute par la mort même du créateur de la méthode; la glace dans les signes précurseurs de l'appendicite, ce qui permet au Dr *Rivière*, l'électricien connu, de dire que dans les nombreux cas d'erreur de diagnostic, c'est un procédé presque infaillible pour la réaliser; la mécanothérapie dans les affections des articulations; le salicylate, cet affreux médicament dont j'ai vu de si tristes et si nombreuses victimes, dans la goutte et les rhumatismes; le sérum, dans les bacilles de Koch, qui compte par milliers ses morts, sont des preuves du voile que la théorie développe sur la pratique.

Le médecin ne voit pas, il ne peut plus concevoir comment ces méthodes ont été imaginées. Il croit à l'étude, à la réflexion, quand souvent ces qualités essentielles n'ont été pour rien dans la réalisation du principe, et quand il n'y a souvent que des intérêts matériels en jeu. N'y a-t-il pas des « lanceurs d'appareils », comme il y a eu et il y a toujours des « lanceurs de médicaments » ! le salycilate peut servir d'exemple frappant! Le praticien ne peut s'imaginer l'écrivain ayant à remplir les nombreuses colonnes d'un périodique quelconque, faisant du roman médical comme un autre du roman de sentiment; il croit en son collègue, sans se préoccuper de la clinique ou des résultats; la méthode est excentrique, le malade sera abasourdi quand on lui imprimera la direction nouvelle. C'est donc accepté, sans la moindre hésitation.

Telles les méthodes de cataphorèse, les actions métalliques, cupriques et autres, qui n'ont jamais eu, j'en suis persuadé, le contrôle d'une pratique désintéressée, c'est-à-dire impersonnelle, et qui n'ont d'ailleurs, pour moi, comme qualité essentielle, que le choix d'appellation et la confusion des effets : on ne comprend pas, on ne voit pas, donc c'est très fort! *Onimus* eut jadis un prix, je crois, pour sa science étonnante. Reportons-nous donc à ses travaux d'alors, et nous ne verrons d'explication à cette faveur que l'ignorance complète de ses auditeurs!

Que l'on ne vienne pas m'objecter l'état « actuel » d'une science! Une marque honorifique et pécuniaire, scientifique ou nationale ne doit être décernée qu'à un principe absolu, inéluctable. Et comment donc, au fait, sont nommés nos électriciens? Sans doute par des examinateurs ou commissions composées de professeurs d'électricité, et d'autres maîtres qui n'y connaissent rien, et en présence desquels il ne faut avoir qu'une préoccupation : flatter les idées des électriciens, leur marotte, en un mot, pour décrocher le titre.

Tous honorent *Duchenne*, par habitude surtout, d'un souvenir reconnaissant, et quoique *Duchenne* ait commis les plus grandes erreurs, les générations en se continuant perpétueront indéfiniment l'erreur. Les anciens parlent du grand

Duchenne, des principes de *Duchenne*, des travaux de *Duchenne*, de ses résultats, qu'ils n'ont jamais atteints, et que trop souvent ils ignorent, nous retrouvons dans notre génération les mêmes étonnements, la même générosité de qualificatifs et certainement (les faits le démontrent péremptoirement) la même ignorance du maître.

Nos électriciens actuels pataugent de façon malheureuse, pris entre leurs théories anciennes et les manifestations suggestives modernes en contradiction flagrante avec ces théories.

Nous les regardons avec compassion se précipiter sur les « nouvelles théories » allemandes, aussi fréquentes dans une année que les saisons. Nous les voyons chercher à expliquer ces principes « nouveaux » que les lourds farceurs d'outre-Rhin, dans leur fièvre mercantile, n'ont même pas pris le temps de comprendre! Comme toujours, en effet, nous trouvons des esprits « supérieurs » (?) qui se sont assimilé ces idées que l'inventeur, le lanceur veux-je dire, lui-même, n'a pas pris la peine de discuter, ni de compulser, et nous lisons dans les périodiques des appréciations admiratrices à l'égard de ces idées éphémères! Nous serons donc toujours incorrigibles : les entreprises Koch et Cie, ces hécatombes, bien éloquentes pourtant, de malades et de leurs économies, ne resteront donc jamais dans notre mémoire comme un bouclier contre ces Don Quichotte de la science médicale?

C'est une confusion, un gâchis bien caractéristiques, rien ne peut faire prévoir le jour heureux où une théorie vraie, unique, invulnérable, à l'abri des contradictions mortelles, viendra se présenter à l'étude des jeunes générations. Je suis toujours surpris de la naïveté du malade changeant de médecin, dans un cas bien déterminé! Que peut-il donc espérer? L'école est toujours la même, les moyens d'action classiques et acceptés servilement, et la plupart du temps sans contrôle. Telle Madame X... dont je cite le cas, qui, pour une affection de l'intestin, a consulté 53 médecins en 25 années de souffrances et d'angoisses. Le hasard la conduisant vers moi l'a déplacée de la voie classique où elle n'aurait jamais trouvé que les mêmes remèdes et la même *répulsion pour l'électricité*... qui l'a guérie en 12 heures! (Voir page 169.)

Vous ne vous êtes jamais demandé, MM. nos savants électrothérapeutes, pourquoi vous aviez tant besoin de lois nouvelles? Vous n'avez donc jamais comparé la physique, la chimie, qui n'ont jamais varié dans le jeu des principes et des applications? Cependant, dans ce cas, les effets sont multiples, les actions innombrables. Mais l'ingénieur ne considère qu'un élément capital, immuable, « l'électricité », et il lui donne une qualité d'après les exigences de chaque travail. En médecine, le but unique est: la vitalité de l'organisme. Il faut bien admettre que toutes les parties de cet organisme sont soumises aux mêmes lois, autrement leur division presque impénétrable condamnerait à tout jamais l'intervention de l'électricité. Les faits le démontrent d'ailleurs, l'électricité n'a donc plus besoin d'être modifiée dans son essence : elle apparaît avec son influence originelle! C'est le courant électrique qui agit, et nous avons tout bénéfice à le prendre dans ses productions les plus simples, les plus économiques, les plus pacifiques. Et, en effet, n'ai-je pas démontré que les courants de *Duchenne* et ses appareils étaient illogiques et dangereux? Ne les accuse-t-il pas lui-même d'amener des contractures, d'influencer des parties qui auraient avantage à rester indemnes? N'ai-je pas dénoncé les méfaits de la haute fréquence de *d'Arsonval*, les néfastes principes d'*Apostoli*? Tous ces électriciens veulent absolument donner une valeur, une certaine importance à la source, quand ils ne devraient voir que l'effet, et si le côté scientifique seul les préoccupait, ils devraient se demander, avant de modifier la source, si le sujet peut en obtenir quelque avantage. Le côté scientifique joue hélas, la plupart du temps, le plus petit rôle.

L'électricité peut intervenir, dans la majeure partie des maladies, je l'ai démontré. Quand donc rencontrerons-nous un homme qui en comprendra bien les principes et l'action, qui la verra dans toute la simplicité qui distingue les grandes choses, et qui, rompant avec une routine absurde dont un jour les écoles plus intelligentes que les nôtres feront des « gorges chaudes », abandonnera une critique, une ironie coupable et maladroite pour présenter cet élément extraordinaire dont le principe établi par *Volta* (1745-1827), et *Galvani* (1737-1798), a résisté parce qu'il est inéluctable, a résisté, dis-je, à la critique, au parti pris, à l'indifférence, à l'intérêt, et qui se montre, actuellement, aussi brillant que jadis, plus même, puisqu'il s'accompagne d'une auréole que la famille, l'ingénieur, le malade, l'industrie, lui ont inconsciemment créée!

Méthode nouvelle de Chardin.

Elle résulte de ce qui précède et de ce qui suit, et je lui donne le nom de :

Méthode Normale en opposition avec toutes celles de « l'école », qui ne peuvent se réclamer d'aucun caractère sérieux;

Méthode basée sur l'emploi de l'électricité, d'où qu'elle vienne;

Méthode qui tend à régénérer les organes par une action minime et continue, ne pouvant amener aucune perturbation dans l'état général, dans l'harmonie de ses éléments et dans ses tendances à se reconstituer lentement (1);

Méthode qui prend pour auxillaire le courant d'induction (2):

1° Parce que le courant d'induction est d'emploi commode par la simplicité de sa source;

2° Parce qu'il est facilement appréciable par ses pro-

(1) Il est rare, en effet, qu'une affection sérieuse quelconque cède aux premières actions d'un médicament.

(2) C'est avec regret que je romps encore avec les principes de l'école, qui consistent à ne jamais donner la raison d'une action, pas plus que les conséquences de cette action.

priétés mécaniques bruyantes et ses effets physiques plus sensibles;

3° Parce qu'il n'a aucune action sur l'épiderme, quelle que soit la durée des applications;

4° Parce qu'il présente des interruptions qui luttent avantageusement contre les spasmes appréciables ou non qui accompagnent presque toujours les manifestations morbides;

5° Parce qu'il est plus constant dans son action sur l'organisme à cause de sa propriété spéciale de vaincre plus facilement, dès le début de l'action, les multiples résistances extérieures;

6° Parce qu'il est, par ses interruptions excitatrices, plus apte à produire la gymnastique des muscles, des vaisseaux sanguins, qui entraînent à leur tour et fatalement les phénomènes généraux de la circulation générale, à la condition d'agir en même temps et parallèlement sur leur mouvement et leur tonicité (1);

7° Parce qu'il peut être employé indéfiniment ou dans des séances fort prolongées, sans avoir à redouter aucune action secondaire : contraction, excitation anormale, etc., en modérant toujours son action suivant la sensibilité (2).

(1) C'est le défaut capital des applications excentriques de *Duchenne* et de ses apôtres, d'exciter plus qu'elles ne tonifient, en utilisant des courants puissants. Ils recherchent, en effet, les mouvements exagérés des muscles, tandis que par ma méthode je modère le courant de façon à les éviter. Nous avons vu dans le cours de cette étude que « l'école » n'a jamais songé à expliquer ce qu'elle regarde comme une nécessité, cette danse exagérée des tissus prédisposés; nous expliquons au moins pourquoi nous évitons ces effets.

(2) J'ai fait remarquer qu'il était logique de concevoir que la sensibilité se modifie, suivant l'état des organes, et doit varier avec la marche vers la guérison, c'est-à-dire vers l'équilibre normal de l'organisme.

LA GOUTTE

Traitement de Chardin.

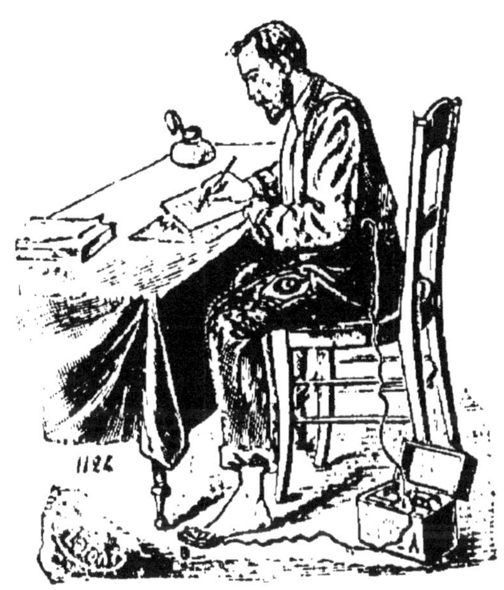

Cette pénible affection, dont on se défend si difficilement, s'est permis depuis quelque temps de frapper à la porte de mon existence jusqu'alors indemne.

Dans le corps du volume, page 105, je réunis déjà les souvenirs et la pratique, pour former un bloc de résistance contre cette maladie que sa définition « maladie des riches » ne suffit pas à faire accepter sans murmures. Mais pendant le cours de cet ouvrage, j'ai pu faire quelques expériences sur moi-même, que je crois intéressant de publier.

Je joue avec la goutte, comme l'on pourrait jouer avec une arme dangereuse avec laquelle on a toute liberté de manipulation ! Je la suis dans son attaque, je l'arrête dans ses manifestations. Je la rends indolore. En un mot, *je fais de la goutte, ce que je veux !* Il est bien temps, de dompter son caractère hautain, acariâtre, insupportable en un mot !

Voici le détail de mes expériences :

Mes deux jambes manifestent certaines inquiétudes, je sens dans les muscles du pied, dans les tendons, des tiraillements précurseurs. Les articulations des gros orteils sont sensibles au toucher. Bref, je suis « pincé ! » suivant l'expression consacrée !

Mon pied droit n'a jamais eu d'attaque sérieuse ou tout au moins je les ai toujours enrayées. Je le sacrifie, et au contraire j'entreprends la guérison de mon pied gauche qui m'a retenu jadis plusieurs jours boiteux.

Ce dernier est pris au moment où l'articulation devient douloureuse. 4 séances de 4 heures (en travaillant à mon bureau), par conséquent sans aucun dérangement, et sans l'ennui d'une application spéciale d'ailleurs inutile, d'après mon principe : 4 séances, 16 heures de courant me rendent donc l'usage complet de mon pied gauche.

Le pied droit est douloureux, l'articulation très tendue. Pendant la journée, j'ai la jambe toujours en mouvement, le caractère s'en ressent : j'envoie tout le monde au diable, sans m'en apercevoir : Evidemment, le moral est sous le coup de cet agacement insupportable que produit une douleur continue, sourde, lancinante à intervalles irréguliers, et que l'on croit logée pour quelques jours dans son soulier !

La nuit est mauvaise, l'insomnie presque complète.

Le matin, je fais 1 heure d'électricité; je mets difficilement ma chaussure et je pars à mes occupations en tirant le pied: au point de faire en 15 minutes le chemin de la gare qui en demande habituellement cinq!

La jambe gauche est heureusement indemne.

La journée se passe difficilement, obsédé par l'idée d'une souffrance endurée «par amour de l'art». J'admire les gens qui ont sacrifié leur existence pour la science, car la souffrance modifie considérablement les plus belliqueuses résolutions!

Le soir, je ressens une fatigue considérable: la jambe gauche a supporté plus que d'usage le poids du corps, je l'électrise pendant 5 minutes et j'en éprouve un bien-être considérable.

Mon pied droit me fait souffrir, son extraction de la chaussure de fatigue le laisse indécis de se confier à la chaussure d'appartement, la douleur vive commande de la prudence, aux précautions.

Je m'installe à mon bureau comme dans la figure 1121, je mets mon courant en marche, je le règle de façon à ce qu'il ne me gêne pas, et je le laisse agir, en le contrariant seulement de temps en temps par le déplacement de l'électrode supérieure, dans le but d'intéresser toutes les parties du membre.

Après 4 heures d'électricité, le pied présente les mêmes caractères, la gêne est intense, l'œdème affecte toute l'articulation, mais la douleur est disparue; je dors paisiblement.

Le matin, j'opère des mouvements avec l'orteil, l'articulation est toujours empatée et je me lève avec une certaine appréhension. Je marche difficilement: le poids de mes chaussures, quand le pied fait son mouvement ascendant, est sensible et désagréable.

Le soir, je me remets à mon travail de bureau et à mon courant de 8 heures à 11 heures. Le lendemain, je ne ressens plus aucune douleur au repos, ma chaussure est mise facilement, je marche mal encore cependant ; je fais en 10 minutes le même trajet auquel j'avais consacré hier 15 minutes : l'articulation plie difficilement, mais en plat on ne peut soupçonner mon état goutteux.

En deux jours la guérison est complète, par progrès accusé et toujours consécutif à l'application.

Je suspens le traitement, prématurément, avec intention. Le matin du troisième jour, le pied me donne de nouveau les indications connues. A midi, la marche me cause quelques douleurs ; le soir, l'articulation est en état d'œdème, je ressens quelques douleurs lancinantes pendant la nuit, et jugeant l'expérience concluante, je me soumets dès le lendemain matin à un courant de 2 heures ; je pars à mes occupations dans les conditions normales, sauf à ressentir assez vivement les inégalités du sol. Le soir, je fais 3 heures d'électricité comme dans la figure 1.121, le lendemain, je suis dans mon état normal que je consolide avec 4 applications de 30 minutes chacune.

N'avais-je pas annoncé que je jouais avec la goutte !!

Je conclus donc que :

1° L'on peut toujours arrêter un accès de goutte en employant l'électricité comme moyen préventif. Les accès s'annoncent de façon sensible ; il n'y a pas à s'y tromper, et d'ailleurs, il n'y a rien à redouter d'une application inutile ! Mes amis, docteurs et négociants de province, prétendent que je ne vieillis pas malgré deux graves maladies et de grands soucis commerciaux !!! Si j'osais, je dirais qu'au fond de ma conscience je trouve la reconnaissance envers l'électricité que je suis forcé d'employer pour plusieurs affections, et ce sentiment m'est d'autant plus agréable qu'il est d'accord avec tous mes principes et conforme à tous ceux que j'ai exprimés dans ce livre.

2° Il est facile de se débarrasser de la goutte... sans rien changer à son régime, et avec un traitement qui s'arrange de toutes les habitudes de l'intéressé !

3° Ce traitement n'est jamais douloureux ; *il ne doit pas l'être !*

Un petit appareil, de bonne maison, d'un prix minime, accompagné de conseils pratiques, permet de le réaliser (1).

4° Certes les Eaux peuvent amener quelques soulagements. Si l'on en croit l'intelligent exposé des Eaux de Vittel, c'est parfait. Mais il faut en rabattre hélas ! Je prends de l'eau de Vittel depuis 3 mois, (j'en ai consommé consécutivement 80 bouteilles, 30 par mois des deux sources principales), pour lutter contre les coliques néphrétiques, dont j'ai déjà éprouvé plusieurs manifestations, et la goutte m'a atteint quatre fois en plein traitement ! (2).

Les « eaux » peuvent fatiguer l'estomac, amener le dégoût chez le sujet qui « n'aime pas l'eau » : (il en est assez généralement ainsi chez les goutteux) ; l'électricité ne peut avoir aucun inconvénient. Bien au contraire, l'état général ne peut qu'en profiter !

L'électricité peut permettre de prévenir les accès en agissant dès que les symptômes paraissent, de les arrêter dans leur évolution : je l'affirme sur mes propres applications. Aucun régime ne peut donner ce résultat !

Cette expérience est de la plus haute importance au point de vue des principes que j'ai exprimés et des principes même de la goutte. En effet : « La goutte, dit *Jaccoud*, est une maladie constitutionnelle souvent

(1) Je suis navré de ce succès, pour le Dr Bordier !

(2) On ne réfléchit pas quand on s'adresse aux eaux pour la goutte, que la crise disparait d'elle-même à peu près dans le même temps que la durée de la cure.

héréditaire, caractérisée par une dyscrasie urique et par des attaques de fluxions articulaires spécifiques (1), susceptibles de métastase et de compensation... », ce qui revient à dire « *que la goutte est la conséquence d'une mauvaise constitution se traduisant par un excès d'acide urique amenant des fluxions articulaires susceptibles de déplacement.* »

Ce que ne dit pas l'auteur en question et, comme toujours, c'est le plus important, c'est qu'il est permis, sinon logique de supposer : que certaines articulations se montrent plus particulièrement disposées à accueillir ces manifestations morbides, car autrement l'envahissement serait général... et que cet état particulier doit être la conséquence, comme toujours, d'une modification dans l'équilibre normal de ces parties.

L'électricité :

1° *Comme moyen préventif*, répare cet état et rend indemne la partie en voie de prédisposition,

2° *Comme moyen curatif*, rend petit à petit aux organes leur équilibre normal et chasse ainsi les éléments envahisseurs.

Le traitement mis en œuvre sur moi-même confirme en tous points cette hypothèse...

Et nous ajouterons qu'il est encore logique de supposer que ces luttes victorieuses ne sont pas sans détruire une partie de l'élément vaincu, (c'est dans l'ordre naturel des choses humaines), et que, par conséquent, il résultera de cette lutte bien dirigée, bien comprise, une amélioration dans l'état spécifique de cette affection qui doit amener sa disparition.

Ce résultat ne se voit-il dans toutes les autres affections? Une de mes malades (j'ai déjà cité son cas), souffrant depuis 25 années d'une affection de l'intestin, ayant

(1) Le mot « spécifique » est pris dans ce cas dans son sens général.

consulté 53 médecins, les médecines diverses, les instituts de tous genres (qui exploitent actuellement la naïveté populaire), et cela sans résultat, à laquelle j'avais promis une guérison dans les 24 heures, guérison réalisée, a vu depuis 2 ans l'organe s'améliorer à ce point que l'appareil, utilisé d'abord journellement, n'est plus employé que 2 fois par mois environ. Ce résultat confirme en tous points mes prévisions. Il est inutile d'ajouter que jamais je ne suis intervenu personnellement chez cette malade, même pour la première application, ce qui démontre une fois de plus combien les applications les plus apparemment délicates de l'électricité sont simples et inoffensives!

J'ai connu plusieurs médecins goutteux auxquels je n'ai jamais pu faire accepter un courant électrique. Comment admettre que le médecin commande et pratique volontiers l'électricité. Il la connait mal et ne l'emploie jamais sur lui-même.

Mes essais personnels me donnent une conviction profonde et sincère, corroborée par l'enthousiasme de la masse de malades, qui, sur l'ordre de leur médecin, suivent mes conseils et mes traitements.

Comme feu le professeur Potain (1), je me surprends souvent, me disant : ce malade, ce désespéré, guéri si étonnamment!... Ne serait-ce pas là un miracle!

Enfin, je conclus (2) une fois de plus que l'appareil

(1) Le professeur Potain s'exprimait ainsi dans son service, il y a quelques années, en présence des résultats merveilleux, surprenants, du lavement électrique, dans les coliques saturnines et autres, sur des personnes que l'on aurait cru sur le point de rendre l'âme et qui, grâce à l'électricité, revenaient presque instantanément à la vie.

(2) En 1900, j'ai détourné plus de trois cents malades du quartier de l'Europe et de ses repaires! dont les annonces des journaux spéciaux se multipliaient de façon insensée.

électrique devrait être le premier objet médical de la famille avant même la pharmacie spéciale dont la prudence la plus élémentaire appelle la présence chez les parents intelligents et prévoyants !

Les migraines, douleurs quelconques, gastralgies, affections vésicales, utérines, régulières, ou anormales, paralysies accidentelles et bénignes (paralysies faciales), fatigues de tous les organes par abus ou accidents, affections intestinales, diarrhées, constipation, fatigues musculaires par les sports ou les abus que l'on peut en faire, entorses, hoquets, lumbago, etc., etc., (Voir les tableaux) peuvent être soignés instantanément et guéris de même ou dans un temps relativement court.

Ainsi, le médecin arrivera à faire disparaître la mauvaise impression qui se répand de plus en plus dans le public intelligent, « que le médecin n'ordonne pas l'électricité parce qu'elle guérit trop vite » et quant à moi, je ne puis que répéter ici, ce que je dis page 76, « que l'électricité avec des appareils médicaux de bonne maison et de bons conseils est inoffensive, que ceux qui prétendent le contraire, montrent une ignorance ou un parti pris indigne d'un esprit cultivé !!! »

NÉVRALGIE DU TRIJUMEAU

Le hasard m'a fourni deux affections du trijumeau que j'ai traitées par le même principe que la goutte, c'est-à-dire par des séances d'induction prolongées, par huit heures d'application chaque jour, l'une guérie en cinq, l'autre en sept séances, sans récidive pendant deux mois que les malades sont restés à ma portée. Un troisième cas, rebelle à tous traitements des maltres et des Instituts à réclames, a cédé à deux applications de douze heures, pendant la nuit : le courant fut maintenu pendant vingt-quatre heures en quatre séances, afin de consolider la guérison : depuis plusieurs mois, pas de récidive. Ces applications conformes à mes principes, me donnent le plus grand espoir d'avoir enfin trouvé un remède simple et sûr de cette affection rebelle et souvent terrible !

Ainsi, probablement du « tic douloureux de la face », dont MM. Chipault et A. F. Plicque, ont fait une étude spéciale.

MAMMITTE ou MASTITE

(Affection inflammatoire du sein)

En vingt jours, le sein présente une induration presque complète, l'aspect « truffé » produit une mauvaise impression; des engourdissements immobilisent le bras plusieurs fois par jour; des médecins et un chirurgien consultés prévoient une opération à bref délai. Je vois une belle application de mes principes ; je conseille les courants d'induction pendant 2 heures consécutives, matin et soir. En six séances l'organe a repris son aspect normal. *Signe caractéristique pour les pusillanimes :* le sommeil est irrésistible pendant l'application !

LE LAVEMENT ÉLECTRIQUE

Nouvelle technique opératoire

Contrairement à ce qui est généralement admis, je pratique cette application en me contentant d'introduire une quantité minime d'eau salée dans l'intestin, par la position appropriée de la source, par rapport à l'organe (voir des cas intéressants, pages 118, note, et

159, ligne 18). Quand l'appareil électrique aura franchi le seuil de la famille, et remplacé le médicament chimique, nul doute que la santé générale ne s'améliore. Ces applications qui agissent mécaniquement et infailliblement sur l'organe, le tonifient et sont indemnes de toute préoccupation d'action secondaire dont les pilules et les purgatifs sont tributaires. (Voir la sonde. fig. 188, page 101).

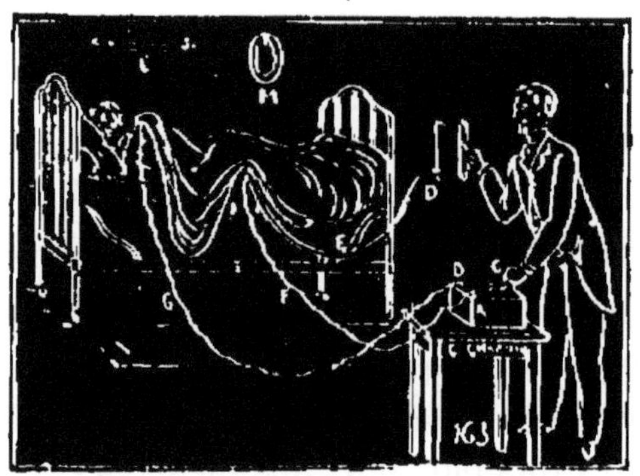

Pour clore ces citations que je pourrais continuer presque indéfiniment, qu'il me soit permis de poser les principes.

L'électricité bien comprise dans son rôle de régénération des organes par son influence inéluctable sur les éléments dont ils sont composés, incite à un emploi général, sauf à éliminer certains cas, après toutefois avoir bien établi les responsabilités de l'insuccès.

Ch. Chardin,
Officier de l'Instruction publique,
Médaille d'honneur de la Société d'Encouragement au Bien,
Conseil électro-thérapeute. Avis gratuits.

Tableau des Affections diverses

soignées par les courants électriques
d'après mes nouveaux principes
et en supprimant tous les traitements
n'ayant pas fait leurs preuves.

N. B. — *Ce tableau n'a d'autre but que de permettre au docteur de fixer son malade sur l'intervention et sur le genre de courant qu'il se propose d'appliquer. On trouvera dans le* Précis d'Électricité Médicale (*Berthier, éditeur, et chez l'auteur*), *le détail de chaque application.*

Signes abréviatifs : C courant continu.
— I courant d'induction.
— E électrolyse.
— S courants statiques.
— G galvanocautère.

Les traitements sont classés par ordre de préférence.

Un grand nombre de cas comportent plusieurs courants, pour embrasser toutes les exigences. Quelques traitements annexés au *Précis* sont tenus à la disposition des intéressés et, comme toujours, appuyés sur des observations personnelles ou sur des faits irréfutables.

Un certain nombre de traitements inconnus dans les travaux de ce genre, me sont absolument personnels : les affections cardiaques en général, la tachycardie, l'angine de poitrine en particulier, l'astéo-myélite, toutes les applications de l'ozone aux voies respiratoires. Renseignements désintéressés sur tous les cas, avec promesse d'études, dans le but de les rendre tributaires de l'électricité.

Guérisons immédiates dans les Affections suivantes :

Contractures .... C.
Corps étrangers de l'œil .... (électro-aimant).
Districhiasis .... E.
Hoquet .... C. I.
Nerfs (crise de) .... C. I. S.
Névralgies dentaires .... C. I.
Occlusion intestinale .... C. (lavement élect.)
Œil (corps étrangers) .... I. (électro-aimant).
Œsophage (rétrécissement de l') .... E.
Œsophage (rétrécissement de l') .... E.
Polypes des fosses nasales .... G.
Polypes du conduit auditif .... G.
Polypes du larynx .... G.
Polypes naso-pharyngiens .... G.
Rétrécissements de l'urèthre .... E.
Rhume .... C. (ozone).
Rhume de cerveau .... (Ozone).
Rhume opiniâtre .... C. (ozone).
Syncope .... I.
Torticolis .... I. C.
Trichiasis .... E.
Tumeurs érectiles .... E.

Amélioration immédiate. — Guérisons dans :

Abcès .... G. E.
Accouchement : Hémorrhagies .... C.
Acné .... E. G.
Actinomycose de la face .... E.
Adénite .... C.
Aménorrhée .... C.

Amygdales, amygdalites chroniques.....	G. (ozone)
Amyotrophie primitive, progressive....	C.
Aphonie nerveuse.....................	C. S. I.
Arthrite goutteuse....................	I.
Asphyxie par toutes causes............	C. I.
Asthénopies..........................	C.
Atrésie utérine.......................	C.
Céphalalgie accidentelle. Céphalées.....	I. C.
Coliques.............................	I. C. (lavem. élect.)
Coliques de plomb ou de cuivre........	I. C. (lavem. élect.)
Coliques de « miserere »..............	C. (lavem. élect.)
Deltoïde (paralysie, atrophie du).....	C. I.
Diarrhée infantile....................	C. I. (lavem. élect.)
Douleurs aux époques (d'origine nerv.)	I. C.
Douleurs musculaires (V. Rhumatismes)	C. I.
Douleurs névralgiques (Névralgies et Neurasthénie)....................	C. I. S.
Douleurs ovariennes (Voir *Ovaires*)....	C. I.
Douleurs vésicales (Voir *Cystites*)......	I.
Dysménorrhée.........................	C.
Dyspepsie............................	C. (Ozone)
Ectropion............................	C.
Engourdissements (consécutifs à des névrites)........................	C.
Entéralgie...........................	C. I. S.
Entérite.............................	C. (lavem. électr.)
Entérite des enfants..................	I. C.
Eperons de la cloison des fosses nasales.	G. E.
Excroissances........................	G. E.
Fatigue des cordes vocales............	I.
Folliculite épilante (Acné)............	E. G.
Fongosités...........................	G.
Goutte (douleurs)....................	I. C. (Méth. Chardin)
Hémorrhagies post-factum (après accouchement)......................	C. I.

Hémorrhagies utérines..................	C. I.
Hoquet rebelle.	I.
Incontinence d'urine..................	I.
Invagination. Etranglement...........	C. (lavem. électr.)
Lumbago..............................	I. S. C.
Mamelles : sécrétion lactée languissante)......................	I. C.
Mammite.............................	I.C.(M.Chardin)
Marche (troubles de la)..............	C. I.
Métrorrhagies........................	C.
Migraine (Voir fig. 456, page 153) *une application*.........................	I. S. C.
Névralgie vésico-uréthrale...........	I.
Névrite.............................	C.
Névroses gastriques.................	C.
Oblitération de la trompe d'Eustache....	G. E.
Convolvulus.........................	C. (lavem. électr.)
Œsophagisme.........................	I.
Palais (troubles divers).............	I.
Palpitations consécutives à la fièvre typhoïde..........................	C. I.
Palpitations nerveuses..............	C.
Paresse ou fatigue des cordes vocales	I.
Paupières...........................	I.
Phlegmons...........................	G. E.
Poils(extraction, épilation, trichiasis)	E.
Pollutions nocturnes................	C. I.
Rectum (rétrécissement du)..........	E. C.
Reins (douleurs de).................	I. C.
Respiration artificielle (asphyxie pour toute cause).....................	I.
Rétention d'urine...................	I.
Rétrécissement de la trompe d'Eustache.	G. E.
Rétrécissement des voies lacrymales	E.
Rétrécissement du rectum............	E.
Rhumatisme..........................	C. I. S.

Rhumatisme de l'arcade sourcillière.... I. C.
Rhumatisme du deltoïde.............. I. C.
Rhumatisme musculaire.............. C. I.
Rhumatisme oculaire (consécutif à un rhumatisme aigu)................ C. I.
Rhume de cerveau, coryza............ C. (ozone)
Sein (sécrétion lactée languissante).. I. C.
Spasmes.......................... I. C.
Spasmes de la glotte .... I. C.
Spasmes de la vessie.................. I.
Spasmes de l'estomac .... C. I.
Spasmes de l'œsophage................ I. C.
Spasmes de l'urèthre................. I.
Spermatorrhée..................... C. I.
Sycosis héloïdien................... E. G.
Troubles du palais.................. I.
Tumeurs adénoïdes.................. G.
Tumeur des paupières............... G.
Tumeurs de tous genres............. E.
Tumeur du col de la vessie........... E.
Ulcère de l'estomac.................. C.
Ulcères de la langue................. C. E. (ozone)
Végétations adénoïdes .... G.
Végétations de l'urèthre (femmes)..... E.
Végétations du pénis................. G. E.
Verrues .... E. G.
Voies lacrymales (rétrécissement des). E.
Vomissements hystériques et incoercibles. C. I. S.
Vomissements incoercibles de la grossesse C. I.

Améliorations par soins persévérants.
Guérisons dans :

Anémie .... C. S. I.
Asphyxie des extrémités............. C. I. S.

Atrésie du col (stérilité par) .... C. I.
Atrésie utérine...... .... C. I.
Atrophies .... C.
Atrophie musculaire................ C. I.
Beauté (flaccidité des téguments)..... I. C.
Blennorrhagie .... E. C.
Blépharospasme.................... C.
Bronchite chronique................ C.
Bruits suggestifs .... C. S.
Brûlures................ .... S.
Bubon ou chancre mou ou adénite suppurée du chancre mou........ C.
Cachexie .... C. S. (ozone)
Casques .... S. C.
Catarrhe des bronches............... C.
Catarrhe de la vessie .... I.
Céphalées .... G. E.
Chéloïdes......................... C. S. I.
Chloro-anémie; chloroses............ C. S. I.
Chute de matrice après accouchement. C. I.
Colique sèche .... C. I.
Congestion (inflammation ou non de l'oreille)......................... C. I.
Congestions viscérales............... C.
Conjonctive (tumeurs de la).......... G.
Constipation opiniâtre............... C. S. (lavem. élect.
Contracture hystérique............... C. S.
Convalescence des maladies aiguës ou des fièvres débilitantes............ C. S.
Coqueluche .... C. (ozone)
Cornée. Kératite pustuleuse, ulcéreuse............................. G.
Corps flottants de l'œil.............. G. C.
Coryza chronique................... G. (ozone)
Crampe des écrivains .... C. I. S.

Crampes de l'estomac................ C.
Cystite............................ I. C.
Dépression mélancolique............. C.
Dermalgie.......................... C. I. S.
Dermographie........................ C. I.
Déviation de la cloison............. G. E.
Déviations utérines (antiversion, antiflexion, rétroversion, rétroflexion). C.
Déviations du col.................. I. C.
Déviation du corps et du col........ I. C.
Dilatation de l'estomac............. C.
Douleur............................ C. I. S.
Douleurs articulaires............... C. I.
Eczéma............................. C. S.
Eléphantiasis...................... G. E.
Eminence hypothénar (atrophie de l'). C. I.
Eminence thénar — — . C. I.
Emphysème.......................... C. S. (ozone)
Engelures.......................... S. C.
Engorgement du foie................. C. S. (ozone)
Engorgements péri-articulaires...... C. I.
Entorse............................ I. C.
Entropion après la cantaplastie...... G.
Epaississement du tympan............ C.
Epaississement du voile du palais...... C.
Epididymite........................ C. E.
Epilation.......................... E.
Exophtalmie........................ C. I.
Exsudats péri-utérins............... E. S.
Faiblesse génitale : atonie, impuissance I. C.
Fatigue musculaire et articulaire....... I. C.
Fièvre paludéenne................... C. S. (ozone)
Fistules........................... G. E.
Flaccidité et faiblesse des téguments.... C. I.
Foie (resserrement des vaisseaux dilatés du foie...................... C.

Fosses nasales (hypertrophie de la muqueuse des) .... E. G.
Fourmillements .... C. I.
Ganglion induré .... C. E.
Ganglion ulcéré .... C. E.
Gastralgie .... C.
Gingivites .... G.
Glaucome .... C.
Goître exophtalmique .... C. I.
Goût .... I.
Granulations du larynx .... G.
Grippe .... I. (ozone)
Grippe infectieuse .... I. (ozone)
Inertie .... C. S.
Influenza .... C. (ozone)
Iritis rhumatismal .... C.
Kératite interstitielle ou parenchymateuse .... G.
Larynx (fatigue des cordes vocales) .. C. I.
Lichen .... S. C.
Lipome .... E. C.
Loupes .... E. C.
Lupus .... E. C. G. (rayons)
Luxations anciennes ou récentes ..... C. I.
Lymphangiôme de la joue .... E. C.
Lypémanie .... S. C.
Maladie de Basedow (goître exophtalmique) .... C. I.
Maladies par altérations ou ralentissement de la nutrition .... C. S. I.
Métrite aiguë .... C. E.
Métrite chronique .... C. E.
Mollesse des téguments .... I. C.
Monoplégie hystérique du grand dentelé S. C.
Muscles .... C. I. S.

Muscles de l'œil (paralysie des muscles de)........................	C. I.
Myalgies..............................	I. C. S.
Myélites..............................	C. I.
Myoscléroses..............................	C. I.
Neurasthénie..............................	S. C.
Névralgie cervico-brachiale (V. fig. 116, page 133)......................	I. C.
Névralgie cervico-occipitale (V. fig. 156, page 133)......................	I. C.
Névralgie des ovaires..................	C. I.
Névralgie du plexus lombaire..........	C. I.
Névralgies diverses..................	I. C. S.
Névralgie du plexus sacré............	C.
Névralgie du trijumeau (Voir p. 188)...	I.
Névralgie faciale....................	I. C.
Névralgie intercostale................	I. C.
Névralgie intra-oculaire..............	C. I.
Névralgie utérine ou ovarique........	C. I.
Névrite optique......................	C.
Névro-rétinite........................	C.
Névroses..............................	C. (hypnotisme)
Névroses de la trompe d'Eustache......	I. C.
Névroses périphériques................	C. I. S.
Névroses professionnelles............	C. I.
Obésité nerveuse......................	C. S.
Ostéite..............................	S. C.
Otalgie..............................	I. C.
Ovaire (névralgie de l')............	I. C.
Ovaralgie neurasthénique..............	I. C. S.
Ovaralgie............................	C. I. S.
Ovaralgie hystérique..................	C. I. S.
Ovarite..............................	I. C.
Ovarite chronique....................	C.
Paludisme............................	C. S. (ozone)

Pannus.............................. G.
Papillite linguale .... G.
Paralysie............................ C. I.
Paralysie atrophique de l'enfance..... C. I.
Paralysie consécutive à des lésions traumatiques.......................... C. I.
Paralysies consécutives aux maladies générales : fièvre typhoïde, diphtérie, scarlatine, variole, choléra... I. C.
Paralysie de l'accommodation......... C.
Paralysie de la vessie................ I.
Paralysie de l'orbiculaire des paupières. I.
Paralysie des cordes vocales........... I.
Paralysie du deltoïde.................. I. C.
Paralysie du larynx.................... I. C.
Paralysie du nerf optique.............. C.
Paralysie du pharynx.................. I.
Paralysie du voile du palais d'origine diphtérique.......................... I.
Paralysie faciale...................... I. C.
Paralysie infantile.................... C. I.
Paralysie intestinale.................. C. I.
Paralysie pseudo-hypertrophique de Duchenne............................. C. I.
Paralysies consécutives à l'immobilisation C. I.
Paralysies motrices.................... C. I.
Paralysies musculaires................. C. I.
Paralysies obstétricales................ C. I.
Paramétrites.......................... C.
Paraplégie............................ C. I.
Parésie............................... C. I.
Parésie intestinale des typhoïdes....... C.
Paupières (affection de la paupière inférieure).......................... C.
Paupières (tumeurs des)............... G.

Perforation du tympan.............. G. E.
Périmétrite.......................... C.
Pérityphlite.......................... C.
Pertes séminales...................... C.
Pharyngite granuleuse................ G. E.
Pharynx (granulations du)............ G.
Pharynx (polypes du)................. G.
Pharynx (paralysie du)............... I. C.
Pneumatose pulmonaire............... C. I. G. (ozone)
Pneumatose intestinale............... C. I. S. (lav. élect.)
Poliomyélite.......................... C. I.
Polypes de l'urèthre.................. E.
Prostate.............................. C. E.
Prostatite chronique et hypertrophie de la prostate.......................... C. E.
Prurits cutanés, vulvaires, rebelles... E.
Psoriasis............................ S. G.
Ptoses................................ C. S.
Ramollissement du tympan............ G.
Resserrement des vaisseaux dilatés de la matrice............................ C. E.
Resserrement des vaisseaux dilatés de la rate.............................. C. S.
Rétroflexion de l'utérus.............. C. E.
Rhumatisme articulaire aigu et subaigu C. I. S.
Rhumatisme chronique (consécutif au rhumatisme aigu)................ C.
Saturnisme........................... C. (lavem. électr.)
Sciatique............................. C.
Sclérodermie (maladie de Reynaud, asphyxie des extrémités).......... C. I.
Sclérose du col....................... C. I.
Scléroses locales..................... C. I.
Surdité.............................. C. I.
Surdité hystérique.................... C. S.

Taches érectiles....................... E.
Téguments.......................... C. I.
Testicules (douleurs chez les arthritiques) (Voir p. 181).............. I.
Tétanie des extrémités ou contracture. C. I.
Trijumeau (Névralgie du) (V. p. 188)
Troubles moteurs (en général)........ C. I. S.
Troubles nerveux d'origine utérine ... C. S.
Troubles viscéraux... . ... C. S.
Tumeurs de la conjonctive. . ... G.
Tumeurs de la cornée................ G. E.
Tumeurs érectiles intra-orbitaires et rétro-orbitaires.................... E.
Tympan (épaississement du)......... C.
Tympan (perforation du)............ G. E.
Ulcères variqueux de la jambe....... C. S.
Varicocèle.......... .... C. E.
Vertiges...... .... C. S.
Vessie (V. aux différentes affections). I. C.
Viscères (Voir : parésie, paralysie, atonie)........................... C. I.
Vitiligo (tache blanche).............. I. C.
Vomissements nerveux ou rebelles.... C. I.
Zona . ... C. S.

Améliorations par soins persévérants et souvent concurremment avec un autre traitement dans :

Affections cardiaques (traitement du Dr Potain et de Chardin).......... C.
Affections par altération ou ralentissement de la nutrition.............. C.
Amaurose.......................... C.
Albuminurie....................... C. S.
Ambliopie toxique................... C.

Anémie........ .... C. S.
Anesthésie................ .... I.
Angine de poitrine........ .. .. C. I.
Angiome.......................... E.
Annexes utérines « salpingite »........ C. E.
Anosmie.......................... C.
Aortite avec emphysème. .... C.
Apophyse, mastoïde........... ...... C.
Arthrite goutteuse (Voir p. 181)....... I. C.
Arthrite, arthritisme..... .. . . C. I.
Arthrite sèche...................... C.
Astéo-Myélite .... C.
Asthme............ . ... C. I. S.
Ataxie locomotrice .... C. I. S.
Atonies....... .... C.
Atonie vésicale..................... I.
Atrophie des cornets................. G. E.
Atrophie musculaire consécutive à des déviations du squelette........... C. I.
Atrophie musculaire progressive...... C.
Atrophie, sténose.................. C. I. S.
Atrophie papillaire : névrite optique, névrorétinite, rétinite............ C.
Atrophie secondaire : névrite périphérique........... .... C. I.
Bourdonnements d'oreille............ C.
Carcinos (carcinome du misantère), dégagement de l'intestin par le lavement électrique).............. C.
Cardiopathies........... .... C.
Cheveux.......................... C. I.
Chorée........ .... C. I.
Chorée rythmée............... ...... C.
Cicatrices tatouages.................. C. E.
Choroïdite........................ C.

Cuir chevelu.... .. .. C. I.
Cyanose, cyanodermie, cyanopathie. C. S.
Déviations de la taille et toutes déviations du squelette........ .... I. C.
Diabète..................... ..... S. (haute fréquence)
Goutte (douleurs)... .... I. C.
Hémiopie....................... ..... C.
Hémorrhoïdes...... .... C. E.
Hernie....... .... C.
Hernie irréductible.............. .... C.
Hydarthrose (du genou)............ C. I.
Hydrocèle........ .... E.
Hyperémie de la myringite et du catarrhe de l'oreille moyenne....... C. I.
Hyperhémies........................ C.
Hyperesthésie de la peau............. C. I. S.
Hyperesthésie laryngée .... S.
Hyperhidrose, podobromidrose........ I. C.
Hypertrophie de la prostate...... . .. C.
Hypertrichose....................... E.
Hypertrophie de la muqueuse et des cornets.............. .... G. E.
Hypertrophie de la muqueuse pharyngienne .... G.
Hypertrophie des cornets............ E.
Hypertrophies...................... C. I.
Hystérie.......................... C. S. I.
Impotence ou impuissance sexuelle.. C. I.
Inappétence........................ C. I. S.
Insomnie rebelle................... S. C. I.
Insuffisance des muscles de la trompe d'Eustache....... .... E. C.
Insuffisance valvulaire. .... C.
Insuffisance valvaire.... .. .. G. E.
Irido-choroïdite aiguë.... .... C.

Irritations reflexes .... E. C.
Kératite pustuleuse................... G.
Kystes .... C. E.
Kyste synovial........................ E. C.
Langue (cancer)....................... G.
Leucoplasie buccale, de la langue.... C. E.
Larmoiement rebelle................... C.
Laryngite catarrhale aiguë............ I. S.
Larynx (granulations du).............. G.
Lésions du nerf acoustique .... C. I.
Lymphatisme........................... C. S.
Maladie de Duchenne (ataxie)......... C. I. S.
Maladie de Parkinson (paralysie agitante) .... C. I.
Maladie de Reynaud (sclérodermie)... C. I. E.
Myopathies............................ C. I.
Myosis.............................. C.
Néphrite............................ C. S.
Névrite périphérique .... C. I.
Névrite traumatique .... C. I.
Œdème d'origine cardiaque........... C.
Œdèmes............................. C.
Œil (paralysie des muscles de l'œil). I. C.
Orchite.............................. C. I.
Oreille (hyperémie de la myringite et du catarrhe de l'oreille moyenne).. C.
Oreilles (bourdonnements, surdité)... C.
Ostéo-Myélite .... C.
Ovarite suppurée.................... C. E.
Ozène.............................. E. G. (ozone)
Paralysie agitante.................. C.
Paralysie alcoolique................ C.
Paralysie des muscles de l'œil....... I. C.
Paralysie des muscles extrinsèques ..... C.
Paralysie du diaphragme .... I.

Paralysie du nerf auditif............. I. C.
Paralysie étendue (hémiplégie)........ C. S.
Paralysies hystériques................ C.
Parosmie.............................. C.
Phlébite.............................. C.
Phlébite des muscles de la main.... ... C.
Phlébite rhumatismale................. C.
Phtisie laryngée...................... C. (ozone)
Phtisie pulmonaire.................... C. S. G. (ozone)
Plis de l'épiderme (tablier).......... C. I.
Pneumonie............................. S. C.
Podomidrose........................... I. C.
Rétrécissement de l'aorte par cause rhumatismale.............................. C. G. E.
Rides................................. I. C. S.
Sténose............................... C. E.
Sténose de la matrice................. C E.
Sténose du larynx (après la trachéotomie)................................ E. I.
Stérilité chez la femme (Voir la cause et la rattacher à : déviations, atrésie, sténose.....................
Stérilité chez l'homme (voir faiblesse génitale, orchite, urèthre)......... C. E.
Stérilité par atrésie du col et par utérus infantile......... .... C. I.
Surdité hystérique.................... C. I. S.
Surdité nerveuse...................... C. I. S.
Sycosis............................... C. E.
Tabès dorsalis........................ C. I. S.
Tic convulsif douloureux.............. C. I.
Tic convulsif non douloureux .... C. (M. Chardin)
Toux nerveuse......................... C. S. (ozone)
Trachome.............................. E. G.
Trajet fistuleux...................... G. C.

Tremblement monoplégique à forme parkinsonnienne .... C. I.
Tremblements divers .... C. I.
Trompe d'Eustache (névrose des muscles de la)........................ I. C.
Trompe d'Eustache (congestion) ..... C.
Troubles circulatoires.............. . C.
Troubles consécutifs au repos prolongé. C. I.
Troubles de la fonction vésicale........ I.
Troubles de la parole......... .... I. C.
Tuberculose .... C. S. (ozone)
Tumeurs fibreuses........ .... C. I.
Tumeurs fibreuses interstitielles .... C. E.

Interventions intéressantes dans les cas suivants :

Accouchements.............. .... I.
Anévrisme .... E.
Ankiloses fibreuses des jointures....... G. E.
Apoplexie................... .... C.
Cancer........................... C.
Cancroïde de la face....... .... C. E.
Catalepsie.......................... I. C.
Coliques hépatiques................ C. I.
Coliques néphrétiques........ .... C. I.
Coxalgies dans les affections musculaires consécutives .... C. I.
Crises de nerfs.... .. .. I.
Décollement de la rétine.. .... C. E.
Dents (extraction des)............... I. (haute fréquence)
Détermination de la mort réelle........ I.
Etranglements (se défier des erreurs de diagnostic. — Avant toute opération, essais du lavement électr.). C. (lavement élect.)
Furoncles ... . G.

Influenza	S. (ozone)
Invagination (Voir étranglement)....	E. G.
Léthargie.................	I.
Leucomes de la cornée	E. C.
Ménopause (accidents divers).........	C. I,
Nodosités goutteuses................	E. C.
Nœvus................	E.
Nyctalopie	C.
Obésité locale........................	C. S. I.
Pachydermie laryngienne syphilitique..	E. C.
Paralysie générale..	I. C.
Pelade............................	C. S.
Rhumatisme noueux.................	C. E.
Salpingite......................	C.
Salpingite catarrhale (au début)......	I. C.
Salpingite chronique................	C. E.
Salpingite purulente.................	C.
Salpingite kystique.................	C.
Spina-ventosa	G.
Taies et leucomes de la cornée.........	E.
Tatouages.........................	G. E.
Tétanos..........................	C. I.
Tophus-Tophacés	C.
Trépanation.......................	(moteur électrique).
Troubles mentaux..................	C. S.

Influence — Améliorations possibles. Soulagement.

Anasarque............	I.
Engelure du nez....................	C. I.
Epilepsie spinale.......	C. S.
Epithélioma de la face...	G.
Epithélioma de la joue................	E. C.
Epithélioma de la langue.............	E. C.

Epithélioma du col	E. C.
Fibromes	C. I.
Folie (Obéissance)	I. S.
Goitre	C. I.
Grossesse extra-utérine	C. I.
Hématocèle pelvienne	E.
Héméralopie et Nyctalopie	C.
Hémiplégies et paralysies étendues	C. S.
Hémorrhagie cérébrale (ramollissement)	C. I. S.
Hémorrhagie laryngienne	E. C.
Méningite spinale	G. C.
Myomes utérins	C. I.
Névralgie du trijumeau	I. C. S.
Rachitisme	C. S.
Ramollissement cérébral	C. I. S.
Rétinite (rétinite pigmentaire)	C.
Sclérose de la moelle et des cordons	G. C.
Sclérose de la moelle	G. C.
Sclérose musculaire progressive	G. C.
Scrofule	C. S.
Sénilité	C. S.
Surdité, mutité	C. I.

TABLE DES MATIÈRES

Le *Précis d'Electricité médicale* complète ce travail en donnant le détail des applications.

ŒUVRES DU MÊME AUTEUR

Précis d'Électricité médicale, in-18, 418 pages, 300 figures, donnant la technique opératoire de toutes les maladies.

En espagnol : Dr Abella de Vigo. Espara y Cº, éditeurs, Barcelone.

En russe : Dr L.., de Varsovie. Reiff, édite   Paris.

L'Électricité et la Thérapeutique moderne, ouvrage d'essai critique et avant-coureur de *la Sublime Erreur de Duchenne*, avec figures explicatives et complémentaires des textes.

Catalogue général nº XIV contenant une partie théorique générale spéciale à l'électrothérapie,

Un exposé des appareils les plus pratiques avec la théorie, le principe et le but de chacun d'eux;

Données générales permettant le choix du traitement et le pronostic du résultat, le choix de l'appareil pour un cas déterminé;

Formules des divers liquides électrogènes pour le fonctionnement des piles médicales et domestiques.

CHEZ TOUS LES LIBRAIRES SPÉCIAUX ET CHEZ L'AUTEUR

Imprimerie A. Reiff, 3, rue du Four, Paris.

LA GOUTTE

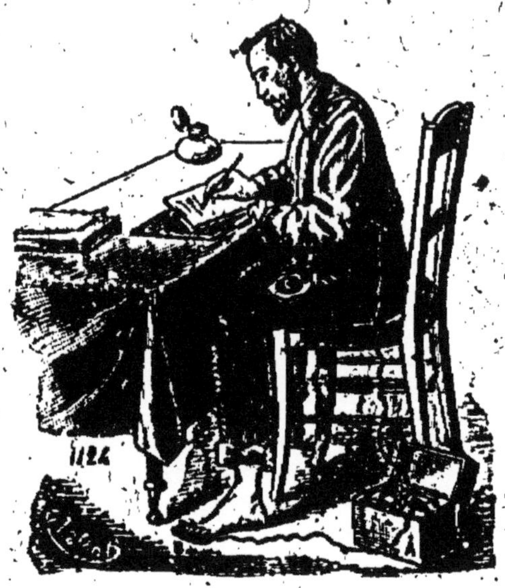

PRÉVENUE et VAINCUE par

L'ÉLECTRICITÉ

(Nouvelle méthode CHARDIN)

Cette figure doit faire comprendre que le traitement n'implique aucune connaissance spéciale.

Le courant électrique, d'après ma nouvelle théorie, n'a pas besoin de guide qui, bien au contraire de ce que l'on peut supposer, ne pourrait que lui être préjudiciable.

www.ingramcontent.com/pod-product-compliance
Ingram Content Group UK Ltd.
Pitfield, Milton Keynes, MK11 3LW, UK
UKHW021053230726
13926UKWH00004B/1823

9 782016 174647